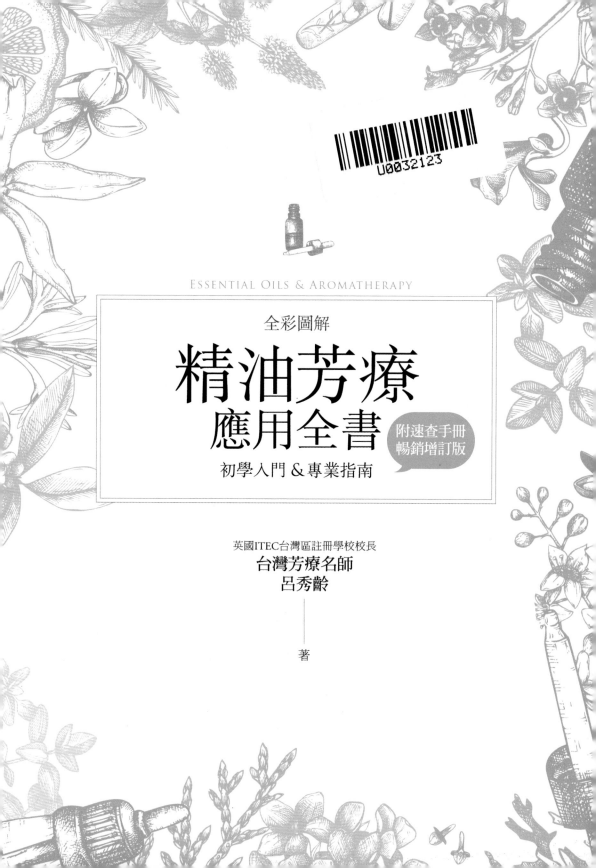

ESSENTIAL OILS & AROMATHERAPY

全彩圖解

精油芳療
應用全書

附速查手冊
暢銷增訂版

初學入門 & 專業指南

英國ITEC台灣區註冊學校校長
台灣芳療名師
呂秀齡

——

著

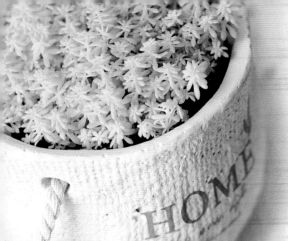

Contents 總目錄

〔推薦序 1〕　有趣易學的身心健康秘笈／林承箕醫師 006

〔推薦序 2〕　觸發新思維，培養專業芳療師的國際觀／陳秀珍博士 008

〔推薦序 3〕　一起來體驗芳療，增進身心康樂／陳建志博士 009

〔推薦序 4〕　芳療是解情緒毒及紓壓最佳的處方／張雅芳 010

〔推薦序 5〕　芳香療法融入生活，帶來健康與快樂／黃崇興 011

〔作 者 序〕　善用植物的香氛能量，點綴美好的生命力／呂秀齡 012

歷史篇

Chapter 1

探索芳療的世界史

> 芳療的世界史

● 最早記載芳香植物的蘇美人 016
● 用於醫美和烹飪的古埃及人 016
● 古希臘人的全方位養生之道 017
● 將芳療傳至亞洲的古羅馬人 017
● 十字軍東征後萃取技術提升 017
● 原住民充分善用澳洲茶樹 017

> 芳療的亞洲史

● 中國從藥草學發展至芳香療法 018
● 印度歷史悠久的阿育吠陀按摩 019
● 日本的現代芳療正在蓬勃發展 020
● 台灣注重身心靈的全方位照護 020

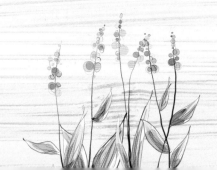

Chapter 2 芳療的基礎知識

> **認識植物精油** 024　　> **聰明買對優質精油** 031

> **精油的使用方法** 033
　　1. 純精油使用 033　　2. 擴香 034　　3. 嗅吸 035　　4. 按摩 037
　　5. 塗抹 038　　6. 噴霧 039　　7. 冷熱敷 039　　8. 沐浴 041

> **如何調配適合的精油** 043　　> **調配精油的方向** 046　　> **香氛的禁忌** 049

Chapter 3 簡單易懂 25 種單方精油

● 羅勒 054　　　　　● 佛手柑 056　　　　● 大西洋雪松 058
● 德國洋甘菊 060　　● 快樂鼠尾草 062　　● 絲柏 064
● 大馬士革玫瑰 066　● 藍膠尤加利 068　　● 甜茴香 070
● 乳香 072　　　　　● 天竺葵 074　　　　● 薑 076
● 葡萄柚 078　　　　● 杜松漿果 080　　　● 真正薰衣草 082
● 檸檬 084　　　　　● 檸檬香茅 086　　　● 甜馬鬱蘭 088
● 甜橙 090　　　　　● 薄荷 092　　　　　● 桉油醇迷迭香 094
● 檀香 096　　　　　● 茶樹 098　　　　　● 岩蘭草 100
● 依蘭 102

Chapter 4 簡單易懂 8 種植物油（基底油）

> **植物油是精油的最佳介質** 106

> **植物油的挑選原則** 106
　　1. 月見草 108　　2. 葡萄籽油 108　　3. 榛果油 109　　4. 荷荷芭油 109
　　5. 椰子油 110　　6. 芝麻油 110　　7. 向日葵油 111　　8. 甜杏仁油 111

Chapter 5 用芳療呵護身、心、靈

5-1 芳療的全方位健康照護 114

5-2 皮膚系統照護
● 乾燥 118　● 美白 120　● 青春痘 122　● 抗老化 125　● 掉髮 128
● 頭皮屑 129　● 基礎頭皮護理 131　● 蚊蟲叮咬 133

5-3 呼吸系統照護
● 咳嗽 134　● 連續噴嚏，擺脫感冒 136　● 喉嚨痛 137　● 鼻塞 139

5-4 循環系統照護
● 高血壓 140　● 低血壓 142　● 心悸 143　● 黑眼圈 145　● 水腫 147

5-5 消化系統照護
● 脹氣 149　● 消化不良 150　● 便祕 151

5-6 神經系統照護
● 焦慮 152　● 沮喪、憂鬱 154　● 疲勞 156　● 失眠 158　● 壓力管理 161

5-7 肌肉關節系統照護
● 肩頸痠痛 164　● 小腿肚痠痛 165　● 下背疼痛 166

5-8 生殖系統照護
● 經前症候群 167　● 經痛 169　● 更年期症候群 171

5-9 情緒系統照護
● 情緒療癒 173　● 提升腦力 174　● 紓解壓力 175　● 提升職場異性緣 176
● 重燃夫妻火花 177　● 提升情緒，樂在工作 178

安息香精油

杜松漿果

檸檬香茅

杜松漿果

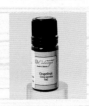
葡萄柚

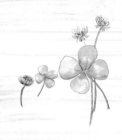

Chapter 6

輕鬆 DIY
21 種日常芳療用品

6-1 用精油調製天然保養品

- 乳香潔顏慕斯 182
- 玫瑰滋潤護唇膏 184
- 茶樹酪梨芳香皂 186
- 苗條泡澡錠 188
- 薰衣草紓壓沐浴鹽 190
- 乳香無水乳霜 192
- 葡萄柚輕盈按摩乳液 194
- 薰衣草按摩油 196
- 廣藿香魅力體香膏 198
- 雪松紳士微香水 200

6-2 用精油調製隨身芳療小物

- 好運氣滾珠調和油 202
- 好清新香氛精油項鍊 204
- 香氛子彈嗅吸瓶 206
- 香氛書卡 208

6-3 用精油調製居家環境用品

- 天然除蟑錠 210
- 尤加利防蚊液 212
- 薰衣草寵物除蟲液 214
- 檸檬芳香除臭球 216
- 茶樹乾洗手凝膠 218

6-4 營造居家空間的芳療美學

- 玫瑰女王芳香抱枕 220
- 佛手柑香氛空間噴霧 222

Chapter 7

樂活女王
頭部能量按摩

> 按摩的迷思 226
> 古印度按摩與芳療的完美結合 227
> 啟動脈輪能量，療癒身心靈 227
> 人體七大脈輪 228
> 芳療按摩前置作業 229
> 芳療按摩注意事項 230
> 芳療按摩基本方法 231

單人按摩手技

1. 靜心順氣 231　2. 臉部 231　3. 頭部 233　4. 頸部／肩部 235

雙人按摩手技

1. 脈輪調息 237　2. 臉部 237　3. 頭部 239　4. 頸部／肩部 241

附錄一 > 精油香氛調配 Blend the Synergy 244

附錄二 > 防疫的精油應用＆居家防護精油配方 DIY 262

附錄三 > 對芳香療法國際證照應有的認知與需求 266

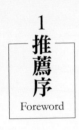

有趣易學的身心健康秘笈

林承箕醫師

中華整合醫學與健康促進協會理事長／前三軍總醫院醫務長兼代 國防醫學院醫學系系主任
完全優診所／Total wellness-clinic .com

台灣自 1995 年實施全民健康保險，因醫療服務質量俱佳，舉世聞名。但政府全民健保的支出由初始的 1640 億元第二年的 2246 億、2015 年滿二十年時的 5908 億，一路增漲至當今 2017 年的 6500 億元，醫院愈蓋愈大愈多、專科愈分愈細愈精、儀器設備、治療藥物及方法愈新愈好、也往往愈貴。在這種醫療照顧下，大家理應病得愈來愈少、愈來愈輕、病好得愈來愈快才是，但事實上卻是疾病愈看愈多，中大型醫院門診部求診病患人山人海，住院部床床客滿，需住院者一床難求！

何以如此？可能與當今居世界主流的西醫過度忙於治已病而較無暇、無心以同等心力關心健康所致，2010 年全民健保 5077 億元的政府支出中逾 95％的費用是用於診斷疾病、治療疾病與復健疾病的！「國民健康保險局」，當下卻不得以的忙著作「國民疾病保險局」的事！

我們個人「身、心、靈與周遭環境和諧、平衡」之「健康」就只好靠自己的用心與付出了：好的飲食、營養、運動、睡眠、心情，固然都是重要的原則。但在實務上，由根、莖、樹幹以至花、葉、果實等各部分所萃取出的各種植物精油，無論化學結構上萜烯類的碳氫化合物或酯、酮、醛、酚、醇類的含氧化合物，能經由嗅吸、皮膚，進入人體血液循環，達到各

種正向藥理、生理及心理的影響！芳香療法可是最能具體提供個人、家人、友人及世人促進身心健康、協助疾病療癒的極佳利器！

　　作者呂秀齡老師近 20 年芳療服務、教育及推廣、考評等豐富的學識與經驗，完成寫作此本圖文並茂、中英重點對照、深入淺出循序漸進的「全彩圖解精油芳療應用全書」，有趣易學、好做實用，非常值得個人或家庭都擁有一本，藉以享受更好的身心健康！

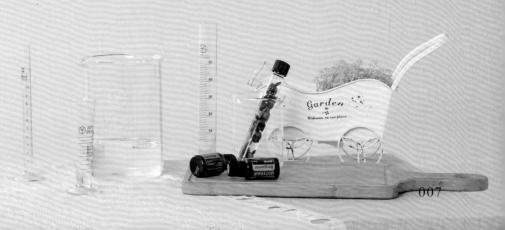

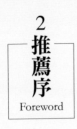
觸發新思維，培養專業芳療師的國際觀

陳秀珍博士

康寧大學長期照護學系主任／兼高齡社會健康管理科主任
兼長期照護學系籌備處主任／國防醫學院生理學研究所兼任教授

康寧大學護理健康學院於 2016 年 11 月 10 日與卡爾儷健康美學顧問公司聯合辦理了一場「熟齡芳療與健康照護國際研討會」，探討芳香療法在健康產業發展的趨勢、銀髮族的身心靈健康照護與芳香療法的實證學，邀請國內外專家學者與會分享熟齡芳療多元專題。同時也邀請呂秀齡老師分享〈國際芳療現在與未來的趨勢〉專題。呂老師熱情分享，深深受到在場學員的肯定與讚賞。

這場芳香療法國際性研討會主要是針對全校師生與社會現職的專業芳療師對熟齡芳療有更深更新的了解！特別在職場上遇到非常多面相的症狀，有進修的機會來觸發新思維，特別在熟齡者能得到更加完善的療癒。同時提供芳療師專業領域的國際交流以及培養業界專業芳香療法從業人員的國際觀。

欣聞呂秀齡老師的《全彩圖解精油芳療應用全書》新書即將出版，我翻閱書中的內容，非常佩服與喜歡，特別是書中傳授的 21 種日常芳療用品 DIY，對一般人在居家保健方面有極大的助益。

深感書中內容豐富，對大專院校學生而言，是一本芳香療法完整易懂且為初學習者的基礎。無論在芳香療法專業知識或實務操作方面，對職場技能的延伸皆有十足的幫助。我誠摯地推薦本書，也祝大家健康富足喜樂。

一起來體驗芳療，增進身心康樂

陳建志博士

臺北醫學大學生物化學暨細胞分子生物學科教授／
前臺北醫學大學進修推廣部主任

　　呂秀齡老師曾長期間在臺北醫學大學進修推廣部擔任美容講師班、芳香按摩、芳香理論及芳香實習等課程講師，授課方式及課程內容深受學生的喜愛，是位敬業樂群，樂於分享的資優講師。

　　芳療多年來已形成一種流行，也漸漸發展成一個實證學科，體驗精油已成為生活中促進身心康樂的一環。在此春暖花開時刻，我很高興看到呂老師把多年教學的實務經驗整理成書，讀者可自書中體會各種芳香體驗的美好氛圍。

　　本書圖與文編排貼心，書中內容蒐集廣泛而深入，如芳療的世界史、芳療基礎知識、25 種單方精油及 8 種植物性基底油。實務面有建議多種芳香呵護調配、日常芳香 DIY 用品，以及搭配頭部按摩手技示範，對上班族的自我紓壓手技、或對長輩的關懷，都可以動動手紓壓按摩，是實惠難得的教學內容。

　　受邀寫推薦序，有感呂老師多年來教導美容實務，進而深入芳香領域的努力。若你也對芳療有興趣，就隨呂老師的腳步一同踏上這芳香之旅吧！

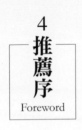
芳療是解情緒毒及紓壓最佳的處方

張雅芳

前中視「樂活有方」製作 & 主持人

　　精油芳療在近幾年來運用越來越廣泛，而我也是在主持健康類型的節目時，對它有比較正確的認知。我雖不是精油癡，但我喜歡大自然植物的香氛空間。記得一開始接觸精油是從按摩、紓壓，皮膚保養進而到室內淨心淨化薰香，還有舒緩孩子鼻子過敏，在體驗各種廠牌的精油也繳了不少學費，從貪便宜心態到自食惡果，曾經出現皮膚紅腫，甚至冒痘不停，才知道精油品質真的是一分錢一分貨，後來終於學聰明了，採買精油不但要貨比多家，而且還要找對專家才不吃虧，更可怕的是一旦買到黑心商品免不了「經皮毒」的長期傷害，不容小覷。

　　資訊爆炸的年代造成實體書籍銷售逐漸衰退，不過我經常分享一本好書是值得一翻再翻，細細思量的，恭喜呂秀齡老師出新書了，《全彩圖解精油芳療應用全書》相信可以幫助讀者少花冤枉錢，詳細閱讀內容除了幫您打好精油使用的基礎功之外，作者還有 DIY 傳授芳香小物，增加家居的生活樂趣，同時在精油的使用禁忌，也有貼心提醒，最後還有圖解及影片示範單人及雙人能量按摩手技等精彩的內容，對於精油有興趣的讀者是一大福音。

　　養生講究「身、心、靈」，除了飲食之外，壓力已成為健康的另一殺手，精油芳療可以幫助我們排除情緒毒及紓壓，希望讀者能藉由閱讀好書身體力行，找到您及家人最好的養生保健法。

芳香療法融入生活，帶來健康與快樂

黃崇興

台灣大學管理學院教授／美國奧斯汀德州大學企管博士／前台灣大學進修部推廣部主任

　　也許佛教《心經》說：「色、身、香、味、觸、法」皆該是空。我卻是認為是快樂的道法是人間的。拿茱麗葉•畢諾許曾經演的〈濃情巧克力〉這部電影，巧克力是什麼？它不是邪惡，而是魔術，是舒放人們心中對美與快樂的需要。我對香的東西認識也是這樣，它無所不在：你聞道食物的香氣，你把鼻子埋在被太陽曬過的被單裡的香氣，你張開手臂擁抱曠野中空氣裡的香氣。你覺得它讓你快樂。

　　從古代的香水、薰香、醫療聖油、香料的神話傳說或是歷史中，「香」就有它自己的文化。今天在更為講究身心靈平衡的生活品質思維裡，我們對於香的認知要理性，要科學，要全面，要健康。因此現代人對精油的喜好與使用不能是巫術式的，我覺得要有理、有序，這才是對於「香」這個在重要的生活文化因素的真知與尊重。

　　秀齡這些年來全心、潛心、虔心的研究精油產品與應用，她想帶給大家的不是只有芳香療法專業教學經驗的分享，而且更是能知其所以然的正確掌控芳香療法。春城無處不飛花是一個美麗的意境，我希望經由這本書的出版與被仔細的「悅讀」，透過芳香這個概念的實踐與散播，芳香療法的巧妙融入生活，讓個人快樂，讓社會和諧，讓在這塊土地的任何地方，我們深深吸一口氣，都能感覺到「香」的美與魔法。

善用植物的香氛能量，點綴美好的生命力

呂秀齡

台灣芳療名師／英國 ITEC 台灣區註冊學校校長

拿起書本，翻開這一頁，精油就已經把你我的緣份牽起，相信你和當初的我一樣，這一刻是想開始探索芳香療法的精油世界。

歡迎您打開了這奧妙世界的第一扇門與我一同進入芳香領域。

身為藥師的我，從對精油的懵懵懂懂到今日運用精油保健自己與家人，更透過芳香療法教育培育有心學習的學員，讓他們在這領域發揮所長，找到健康快樂、自信和事業，除了滿滿的成就感，這也是我的專業職場領域中最感恩和最快樂的事。

我希望這本書能幫助更多人，也為您的生活帶來不一樣的驚喜。

對於完全不了解精油的人，這裡能讓您有系統的全盤認識精油，透過圖解方式的詳盡介紹，將更容易掌握芳香療法的基礎概念，包括家居生活的精油使用方法；芳香小物自己動手做…等等；詳閱這本書的每一個單元；更是能夠幫助你輕鬆自在進入英國 ITEC 高階國際芳療師證書（ITEC Level 3 Diploma in Aromatherapy) 認證課程的基礎學程單元。

資訊的無遠弗屆，人與人的接觸更是進入地球村的境界，芳療師很有可能隨時都會碰到外國顧客，持有國際證書的芳療師更能贏得顧客信任；出國工作或移民持有國際芳療師資格，更能憑藉芳香療法師專業技能在國外立足和謀生。

身為卡爾儷健康美學顧問公司的執行長，我溫馨推薦英國 ITEC 高階國際芳療師證照是您走入芳療領域的專業表象！ITEC 國際芳療證照領發的是英國原汁原味的 Diploma 證書，讓您不必千里迢迢到國外，只要用本國的語言也能學習與通過學科／術科評鑑考核，整個都是嚴格規範的，藉著學程的規劃；逐步踏實、按步就班快樂學習，邁向芳香療法的學習旅程。

　　另外，身心康樂 "Wellness" 是促進健康的生活方式，學習芳香療法，落實在生活中；更能確實而有效促進每個人身心靈的全方位健康管理，但願借助這本書傳達的知識把芳香療法落實在每個家庭生活的健康保健。

　　為了芳香療法能夠更貼進生活，我特地摘錄了教學課程中學員特別喜愛的 21 種芳香小物單元，非常實用又有趣，讓大家 DIY 學習，因為自己親手製作的遠比購買瓶瓶罐罐的商品更健康、更實際。

　　此次能順利出書，要感謝原水文化編輯團隊的專業與用心；更感謝好友們及卡爾儷團隊—芳婷、詩惠、小薇、Tracy 黃、Kiwi 林、建豪、Irene 唐…等老師們的協助，從文字整理、校對、芳香小物製作及按摩示範、攝影備品…等，提供寶貴的意見，無私付出與我共同完成本書，讓內容更豐富精彩。

　　在此，願大家在芳香療法領域中擁有健康與快樂，每個人依自己的內心嚮望；逐夢踏實，許給自己精彩豐富的生活。

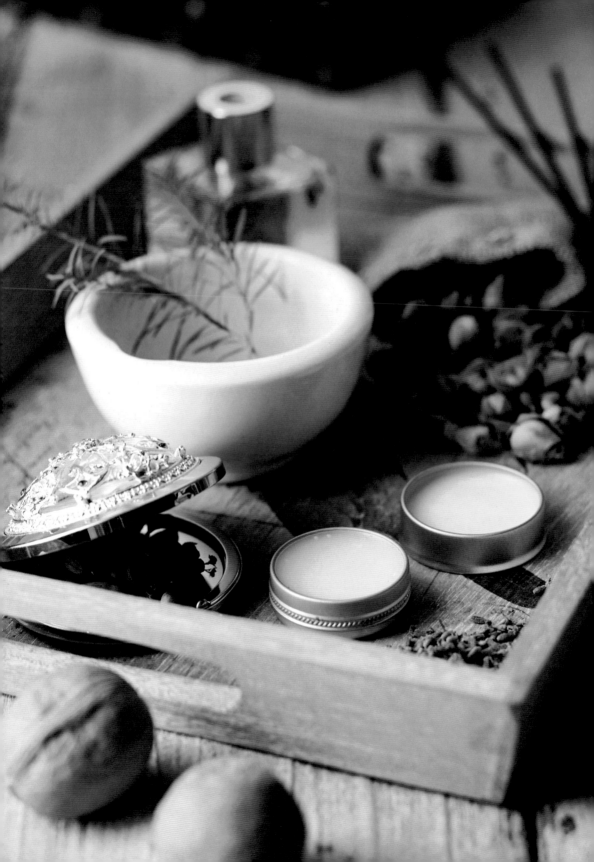

CHAPTER

1

探索芳療的世界史

從人類脫離狩獵的生活，定居於兩河流域起，芳香植物就存在於日常生活中。蘇美人有文字記載開始，到埃及人、希臘人、羅馬人，人們將芳香植物的應用發揚光大，並且依賴日深，甚至經由開疆拓土的征戰，將它帶向世界各地。

芳療的世界史

最早記載芳香植物的蘇美人

西元前四千年，最早脫離游牧、流浪的原始生活，在兩河流域（底格里斯河、幼發拉底河）下游沖積平原定居的蘇美人（Sumerians），建造了屬於自己的城市，並發展出農耕技術，孕育了現代文明。這群不再流浪的蘇美人，還發展出最古老的文字「楔形文」，不僅透過文字紀錄留下最早的歷史法典「漢摩拉比法典」，也在石板上記載了芳香植物的使用情形，由此推估，芳香療法距今至少有六千多年的歷史。

用於醫美和烹飪的古埃及人

儘管蘇美人在石板上留存了記載，但最早將芳香植物應用於醫學、美容與烹飪的民族，其實是古埃及人。古埃及人喜歡用薄荷清潔身體、用乳香祭祀神廟、用絲柏或雪松製造棺木、製作木乃伊時則用

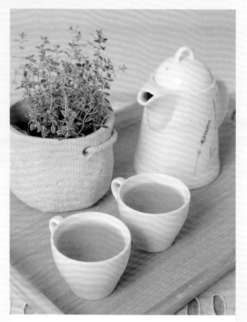

藥草醫學之父—希波克拉底每天洗百里香浴及餐後喝百里香茶解脹，達到全方位身心靈療癒。

沒藥、雪松和絲柏等進行肉體防腐。最為人津津樂道的，是喜愛以精油護膚和護髮的埃及豔后克麗奧佩德拉，她不僅用玫瑰花瓣與橙花精油泡澡，與敵人談判前還在身上塗抹茉莉香膏，藉此魅惑對方，讓談判更順利。

古希臘人的全方位養生之道

古希臘人延續古埃及人對芳香植物的應用，將精油運用於身體調理、按摩和居住環境的薰香上。談到芳香療法，不得不提到曾記載三百多種藥草處方的醫學之父希波克拉底（Hipocartes），他當時提倡的養生之道，包括每天洗百里香浴、用精油按摩，以及餐後喝杯百里香茶解除飽脹感，可說是全方位的身、心、靈療癒。

將芳療傳至亞洲的古羅馬人

西元前兩千年，古羅馬人將精油運用於沐浴、SPA 和薰香，稱許為發揚光大絕不為過。當年戰爭頻仍，軍隊行軍時，士兵們隨身攜帶沒藥，以便一旦受傷就自行治療。隨著古羅馬帝國勢力的擴張，芳香療法被拓展到西亞，貿易路線甚至遠及阿拉伯和東印度。

十字軍東征後萃取技術提升

除了薰香、按摩、沐浴、SPA，芳香療法在近兩百年的十字軍東征時期，也因歐洲草藥知識與阿拉伯人蒸餾技術密切交流，使得精油萃取技術有了長足的進步。

原住民充分善用澳洲茶樹

事實上不只歐洲，西元 1770 年英國庫克船長登陸澳洲時，發現當地原住民會用一種有香氣的植物葉子泡茶喝，也就是我們現在熟知的澳洲茶樹（Tea Tree）；除了泡茶，每當有人受傷，還會將茶樹葉子搗碎敷在傷口處，促進傷口更快癒合。在第二次世界大戰期間，茶樹精油甚至被當成最重要的萬用急救保健用品。

芳療的亞洲史

中國從藥草學發展至芳香療法

目前盛行的芳香療法，主要是源自於埃及和歐洲。在亞洲，擁有數千年文明的中國和印度，則將芳香植物應用於藥草學及按摩領域。芳香植物與中國文明關係密切，西元前兩千八百年神農氏嚐百草，被視為中國草藥學之濫觴。而十六世紀，明朝醫藥學家李時珍的《本草綱目》介紹了 1892 種藥材，其中植物就佔 1094 種。這本著作被翻譯成英、法、德、俄、日、韓、拉丁文等多種語言，對後世影響既深且遠，至今仍是學習中醫、草藥學的必讀經典。《本草綱目》中曾提及玫瑰可滋肝養胃，並促進血液循環、薑可治療咳嗽和痢疾、乳香可以活血，並改善心痛和腹痛，這些論點至今依然實用。中國人以醫食同源的概念，以及針灸、溫灸等方式來使用芳香植物。

生活上，芳香植物有多元的應用實例，例如古人將蓍草用於占卜、茉莉自古被用於禮佛和窨茶、西藏人以杜松製作香柱獻給神明、廣藿香被用來處理夏季暑濕造成的頭痛、老一輩在嚴重瘀青腫脹時，會拿薑沾米酒推拿，更常用薑煮麻油雞給產婦坐月子……。

至於源自歐洲的芳療應用，根據雪莉普萊斯（Shirley Price）的《Aromatherapy for Health Professionals》一書所描述，大約在 1990 年代，由一位台灣人引進中國。隨後則出現了許多源自歐美的翻譯書，包括雪莉普萊斯的著作，自此廣為流傳。

剛開始因大家對芳香精油不甚了解，出現不當使用的紛爭，引發諸多問題。於是中國政府決定透過官方給予的證照制度為芳療使用安全把關。芳療師必須參加中國勞動部與社會保障部一定時數的課程訓練，再經國家官方考試取得合格職業資格證書。包括歐美、澳洲、日本都由政府授權給機構，再透過上課、考試給予芳療師認證，後起的

中國反而成為少數由官方授予職業工種證照的國家。

無論是一般家居生活的保健、芳療 SPA 的現場芳療師，或是從事教學的芳療講師，都需持續不斷地學習，並在專業領域與國際進行知識面、技術面的交流。

例如：NAHA 美國整體芳療協會國際芳療師專業會員、英國 IFA 國際芳療師專業會員、英國 IFPA 專業芳療認證國際芳療師專業會員、英國 ITEC 高階芳療師認證高階國際芳療師證書，都在中國不斷持續發展，培育更多專業的人才。

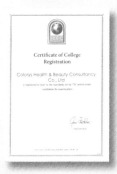

卡爾儷獲ITEC授權
註冊碼Z12248

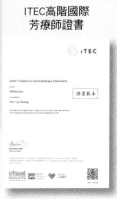

ITEC高階國際
芳療師證書

印度歷史悠久的阿育吠陀按摩

在東方，源自印度南部的阿育吠陀（Ayurveda）按摩，則是用溫熱的芝麻油，自眉心到頭部，不斷滴油，藉此達到身心淨化的效果。

古印度壁畫描繪了人們如何使用草藥。延用達五千年的阿育吠陀療法，則是依循世上最古老的醫書《吠陀經》（Vedas）中紀錄的芳香植物應用於宗教、醫療上。阿育吠陀療法強調，想長生不老需用植物調油按摩，當年的三大養生藥材是檀香、丁香與安息香。直到今天，芳療界依然盛行將芳香精油與阿育吠陀按摩結合，達到身、心、靈照護的效果。

印度人的日常生活也與香草植物密不可分，除了烹調用的香料植物外，至今仍有印度餐廳在餐後提供茴香種子給客人咀嚼，藉以保持口氣清新。夏天蚊蟲多，不想被叮咬的話，可將岩蘭草的根磨成粉末，裝進香囊布包內佩帶在身上。被視為神聖植物的羅勒不僅有許

多家庭種植，印度人還將它獻給神明，當有人過世，更會在死者口中放入羅勒葉。

日本的現代芳療正在蓬勃發展

自明治維新以來深受歐美影響的日本，也受到 1950 ～ 1960 年代將芳療運用於美容、美體領域的瑪格麗特摩利夫人所影響，在 1990 年代引進專業芳療，目前已有八十幾所專業芳療學校。

向來極富研究精神的日本人，還發展出日本特有的植物精油，例如羅漢柏（學名：*Thujopsis dolabrata*）、烏樟（學名：*Lindrea umbellate*）、日本扁柏（學名：*Chamaecyparisobtusa*）、日本五葉松（學名：*Pinus parviflora*）。

雖然日本芳香療法的主流是用植物油將精油稀釋後進行按摩，但隨著各式各樣的芳療著作與論述如雨後春筍般出現，連醫生也投入芳療與疾病關係的研究。例如日本鳥取大學教授浦上克哉醫生以長達十年的時間，研究芳香療法對失智或記憶減退症狀產生的影響，研究成果在媒體曝光後深受世人注目。

芳香療法在日本已被廣泛應用於美容、美體沙龍、醫療、福利機構的照護，甚至寵物照護。而日本的芳療師認證體系，由日本公益社團法人日本芳香療法環境協會（Aroma Environment Association of Japan），每年舉辦兩次的 AEAJ 檢定；日本調香協會（Japan Aromacoordinator Association） 舉辦的 JAA 資格認證與檢定考以及 NARD JAPAN（NARD 芳香療法協會）舉辦的資格認證。

台灣注重身心靈的全方位照護

台灣芳香植物的運用，源自中醫藥草學。在生活應用上的發展上。與中國同源。但除了漢人社會外，或許也受到原住民族、荷蘭、西班牙、日本殖民的影響，使得芳香植物運用會因地域性有更多元的應用。

2006 年台灣將芳香療法納入重點發展產業，為這個市場帶來極大商機。在國內、外大眾傳播媒體與學術論文及相關學會、從業人員大力推廣下，使得藉由嗅吸、沐浴、按摩等方式，廣泛運用於美容、美體沙龍的芳香療法，結合了經絡、穴點按摩，甚至有業者以香氛激發創意及幫助冥想，舒緩壓力，平衡情緒，甚至被引介為重症、心靈創傷患者、安養院銀髮族照顧，以及安寧病房照護的輔助體系。

英國 ITEC 資深評核委員 Ms.Amanda Malden-Browne 於 2010 親臨卡爾儷健康美學顧問公司評鑑審核，並於 2011 年正式取得授權為認證教學及考試中心；取得 ITEC 國際認證後，即可在世界各地擔任專業相關芳療及美容工作，依認證級別的不同可以成為相關領域的職場技術者或授課講師。卡爾儷於 2011 年正式成為台灣授權認證學校，推廣教學、督導芳療學員註冊及考試評核。

IFPA 資深評核委員 Ms. Vivienne J.Hinks 於 2013 年 5 月親臨台灣視察、推廣芳香療法，並且在卡爾儷健康美學顧問公司的安排下親自授課，講述國際芳香療法講師的授課技巧，並進行芳療實務的探討。

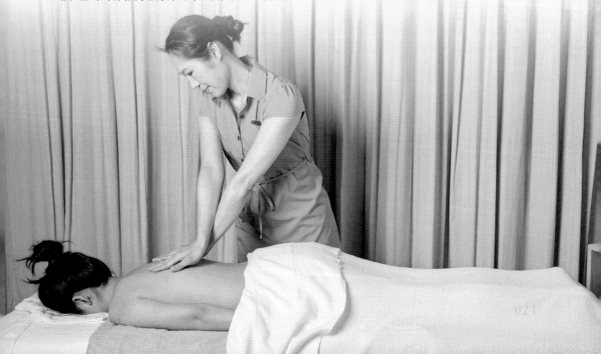

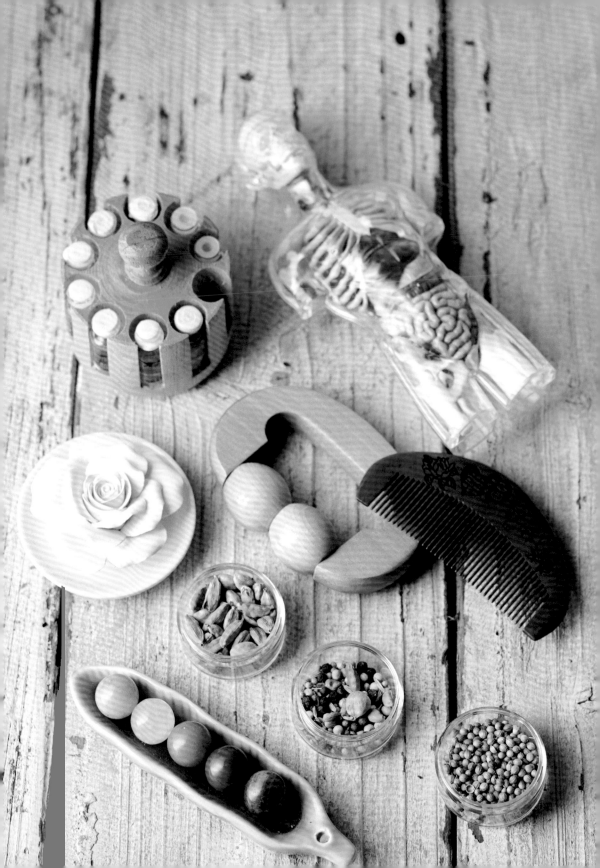

CHAPTER
2

芳療的基礎知識

專業芳療師對精油品質純度的選擇非常嚴謹；天然純正好品質的精油，在身心的療癒效果遠遠超過人工合成的香精油，熟悉精油的萃取方式，品質的判定，了解人體吸收精油的方式以及調配精油的技巧，可以提升職場專業，帶給客戶更好的服務。

另外，使用精油不再是王公貴族的特權，了解居家八種常用的精油使用方式，善用它，可以做好每一個人的健康管理。

認識植物精油

精油是植物的靈魂

　　精油的萃取來源是植物，芳療師認為，精油就是植物的靈魂。每一種芳香植物可供利用的部位不同，有些精油萃取來源不只一個部位，提煉出來的精油在氣味、用途上也大相逕庭，例如薄荷可由葉片蒸氣蒸餾萃取、玫瑰可從花苞蒸氣蒸餾，也可用溶劑萃取，而得到玫瑰原精。橙花與苦橙葉精油分別提煉自苦橙樹的花和葉，前者氣味甜美，後者香味清新。

常見的精油萃取方式

　　目前常見的精油萃取方式，包括蒸餾法（水蒸餾與蒸氣蒸餾）、冷壓法、脂吸法、溶劑萃取法、浸泡法、二氧化碳萃取法等。每種精油萃取方式不同，有些只能用一種方式萃取，有些可選擇不同萃取法。只要用對方法，就可將濃度高的芳香分子從植物的根、莖、葉、

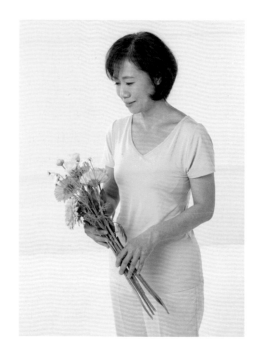

花、果實、種子、樹皮、樹脂、木心等部位萃取出來，而不同的萃取方式，各有其優缺點。

1 水蒸餾法

　　若看過從德國作家徐四金（Patrick Suskind）的小說《香水 Das Parfum》改編拍攝的同名電影，肯定對劇中男主角葛奴乙從完全不懂如何保存香氣，逐步學習萃取香味的過程印象深刻。大部分精油都是用蒸餾法取得，生在十八世紀的葛奴乙，最初在調香師家中學到的萃取法，也是水蒸餾法，其作

法是將純水與萃取植物原料混合直接加熱，等水沸騰轉化為水蒸氣，再經冷凝管冷卻後，即得到混合精油與水的液體，因精油比重比水還要小，可輕易把上層的精油分離。留下含有少量精油，且仍帶有萃取植物香氣的液體，則是純露，俗稱《花水》。

2 水蒸氣蒸餾法

另一種蒸餾法是水蒸氣蒸餾法（Steam distillation），作法是用純水加熱後產生的水蒸氣，從蒸餾塔底吹入，與萃取植物間接接觸後，讓精油與水蒸氣一起蒸散，蒸氣經冷凝管冷卻後就呈現精油與水的混合液，接下來的作法與水蒸餾法一

水蒸氣蒸餾法

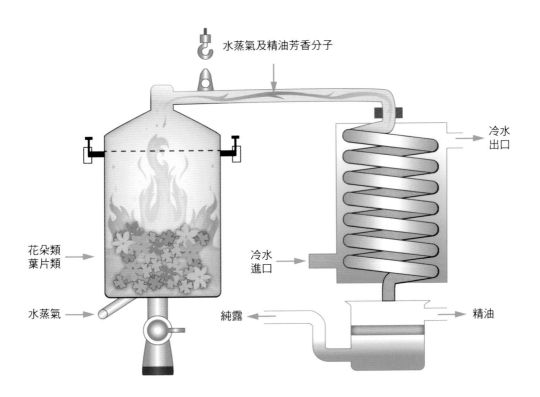

水蒸氣及精油芳香分子

冷水出口

花朵類葉片類

冷水進口

水蒸氣

純露

精油

樣，利用兩者比重不同而分離，藉此取得精油與純露（花水）。

3 浸泡法

當葛奴乙嘗試用蒸餾法萃取金屬甚至動物味道時，卻徹底失敗。於是他又前進香水大城格拉斯（Grasse），學習其他萃取方式，後來為取得年輕女孩的體味，還嘗試用浸泡法與脂吸法。浸泡法是把植物浸泡在植物油中，讓其中的精油釋放出來，透過加熱、過濾萃取而取得精油，也有些芳療師直接用花朵類浸泡後的植物油按摩，省略了萃取過程。

4 脂吸法

脂吸法又稱油脂分離法，是古老的萃取方式，主要用於珍貴的花朵或植物樹脂芳香分子萃取。昂貴的茉莉花精油，就是用這種方式萃取，而想得到一公斤的茉莉花精

溶劑萃取法

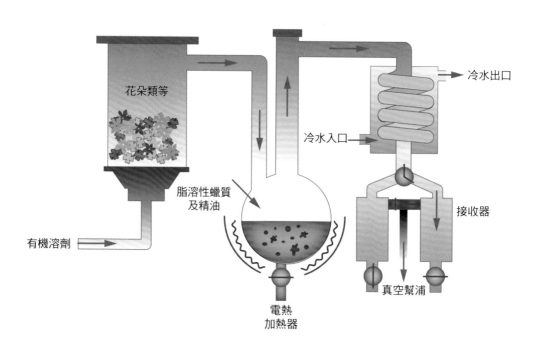

花朵類等

冷水出口

冷水入口

脂溶性蠟質及精油

接收器

有機溶劑

真空幫浦

電熱加熱器

油，必須用 4 百萬公斤的花，如眾所知茉莉花精油特別昂貴。脂吸法的原理是利用特製油脂吸收植物香氣，直到油脂飽和無法再吸收，再用有機溶劑將飽含香氣的油脂沖下來，以漏斗分離器分離並重複用有機溶劑溶解、分離再萃取，但因過程費時，現在已鮮少人使用。

5 溶劑萃取法

目前盛行於香水業界的精油萃取方式是溶劑萃取法，它是從脂吸法蛻變而來。作法是將芳香植物浸泡於揮發性高的有機溶劑中，再加熱使其釋放芳香分子，等芳香分子溶解在有機溶劑中，再利用分子大小及溶解度的不同，過濾分離，產生凝香體與原精。用這種方式萃取的精油，質地濃稠，香味多元而豐厚濃純，且不會因為高的溫度而破壞芳香分子，是香水界調香師的最愛，以植物能量學來說，這種萃取方式，保存了原貌，能量最強，但須留意溶劑殘留的問題，尤其不能口服。

6 冷壓法

柑橘類或果實類的精油，例如佛手柑、葡萄柚、萊姆、檸檬等，多半用冷壓法萃取。過去用人工壓榨再以海綿收集汁液的作法，現在則改用遠心分離機處理，再移至攝氏 5 ～ 8 度的低溫環境，靜置 5 ～ 7 分鐘讓雜質沉澱而取得。

7 二氧化碳萃取法或稱超臨界流體萃取法

這是一種新穎的技術，萃取出來的精油很完美，但設備昂貴，無法普及。它的做法是將二氧化碳加壓，直到呈現半液態、半氣態狀態，如此一來，高壓氣體可萃取出植物裡的芳香分子；然後將二氧化碳壓力降低，便會從液態轉變成原來的氣態，讓氣體揮發掉，原本液霧態的精油即可分離、蒐集。這種萃取法所需的時間很短，且在低溫下進行，對不適合加熱的植物特別適合，且沒有化學溶劑殘留的問題。

精油對人體的作用

　　精油也被稱作植物激素，每一種植物精油都含有主要化學成分物質，決定它的香味、色澤，及在動物體內生化作用與代謝的方式。**不論單方或複方精油，都會透過藥理、生理、心理三方面的作用，影響人的身心。**

　　學習芳香療法的學生，對1910年，法國科學家蓋提福斯因手部燙傷而意外發現薰衣草具消炎、止痛、殺菌、促進傷口癒合效果的故事肯定不陌生。精油在藥理方面的影響，主要就在於殺菌、抗菌、激勵表皮細胞生長、促進傷口癒合。具殺菌作用的代表性精油包括茶樹、尤加利、百里香。另一方面，例如：可激勵表皮細胞生長、促進傷口癒合的代表性精油則有薰衣草與沒藥。

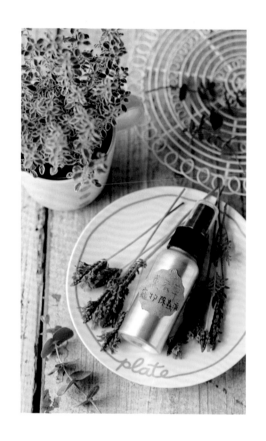

人體吸收精油的管道

精油的主要吸收管道，包括鼻腔嗅吸、經皮膚吸收（塗抹、按摩、沐浴）、口服、肛門（栓劑）四種。精油透過薰香、擴香方式，藉由鼻腔嗅吸，進入腦部下視丘，影響情緒、記憶與內分泌，或經呼吸道進入肺，再透過肺泡周圍的微血管進入循環系統，即使劑量不多，但效果快速而顯著。不過，對於嚴重的呼吸道感染症狀，建議就醫診治。

1 嗅吸

精油透過嗅吸方式進入人體，可緩和不安、焦慮的情緒或提振精神，這是精油對心理層面的影響。而情緒與身體健康息息相關，當情緒不穩定，例如遭逢災變時，情緒受衝擊，連帶也會影響身體健康。

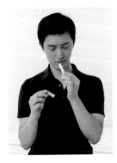

當人的身體有病痛時，則會導致肌肉緊繃，進而影響神經系統與荷爾蒙分泌。有些人工作壓力過大，刺激腎上腺素分泌，導致交感神經亢奮，雖然行動力變強，卻隨時處於戒備狀態，長期下來會造成健康失衡、失眠，連五臟六腑都受影響。

有些退休銀髮族，因孩子成長後離家獨立，進入空巢期，加上社交圈逐漸縮小，活動力減弱，變得退縮，不喜歡外出，若能適時運用精油進行芳香療法，達到情緒舒緩或提振精神的效果，讓心情愉悅，健康狀況也會隨之提升。常用於安撫、鎮靜情緒的精油有薰衣草、洋

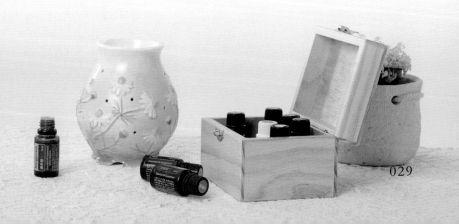

甘菊、香蜂草、佛手柑，用於提振精神的精油則有薄荷、迷迭香、尤加利等等。

2 經皮膚吸收

具高滲透性的精油，可利用按摩、冷、熱濕敷、沐浴等方式，經皮膚吸收，當發揮性快的精油接觸到身體，6秒鐘就可滲入表皮，達到真皮層，6分鐘就會進入血液循環系統，或由淋巴腺吸收，經淋巴液傳輸到身體各部位，藉此改善器官與皮膚功能。精油的吸收速率，與精油種類有關，每一種精油所需時間不同。經皮膚吸收的作法，須避免接觸傷口，不過細小的刀刃傷，精油反而可以讓它迅速癒合。活動力減緩的銀髮長者，不妨多利用精油結合經絡、反射區等塗抹或按摩，藉此達到居家保健的效果。

3 口服

法國的芳療體系將精油作成膠囊口服，精油膠囊吃進去後，進入胃腸消化道，經腸道吸收，進入血液、淋巴循環系統中，再運送至全

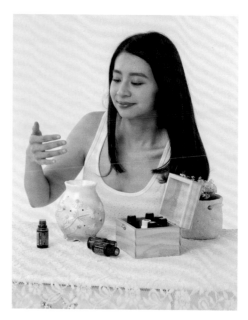

身各器官發揮作用。不過除非確認精油來源安全無虞與精油供應廠商的品質管控嚴格，否則不建議採用口服方式。

4 肛門栓劑

精油另一種較少用的吸收方式，則是利用栓劑，經肛門或陰道黏膜組織吸收而進入循環系統，再傳送至身體各部位，與精油口服方式相同，為法國芳療體系所採用，因此與口服精油一樣，必須在精油品質上嚴格把關。

聰明買對優質精油

第一次買精油的人，可能會被琳瑯滿目的品牌、精油種類搞得無從下手。想要聰明選對優質精油，首先須讀懂包裝標示，了解拉丁學名、產地、萃取法、及有效日期的資訊。其次觀察外觀，聞味道，最後是依想達到的效果，配合精油所含的化學成分精準挑選。

清楚的包裝標示

萃取精油的植物栽培產地、海拔、氣候、土壤、栽培法，以及萃取方式等條件，都會影響精油品質及所含芳香分子成分與使用效果。而這些資訊，可以從包裝標示及廠商說明書中獲得。因此，精油的包裝標示須具備詳細的中英文名稱、拉丁文學名、萃取方式、詳細的生產日期、有效期限與產地等資訊。

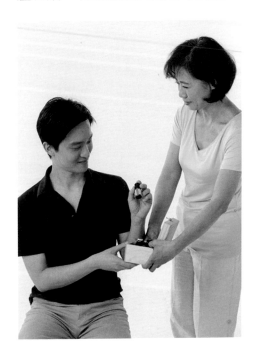

看外觀、審價格、聞味道

不同的精油，外觀的黏稠度與色澤大相逕庭。儘管大多數精油都呈清爽的液態，但有些精油，例如沒藥、安息香、祕魯香脂等樹脂類精油，黏稠度遠高於其他精油，不適合使用水氧機擴香，否則容易阻塞擴香機。

因為精油是由植物萃取而來，色澤會因植物品種、產地、季節等種種因素的影響，而有些微差異，很難用顏色外觀來判定優劣與純度，建議選擇自己信賴的品牌來購買。

精油的保存方法

避開危險火源	精油與酒精一樣，具有低燃點的特性，市售有些薰香用精油，含大量異丙醇容易燃燒，因此在使用或貯存時，必須避開危險的火源。
鎖緊瓶蓋 避免揮發	精油的芳香分子有高度揮發性，開封後必須盡快使用，每次用完，則必須將瓶蓋鎖緊，以免揮發變質。
避免高溫、日曬	精油對光線、溫度十分敏感，長期置放在陽光下或處於高溫狀態下容易產生變質。因此建議保存精油最好使用深色玻璃瓶裝，放入盒袋裡面遮光，日常放在陰涼處，避免質變。

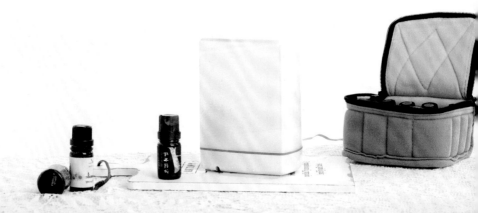

精油的使用方法

8 種常用的精油使用方式

精油的使用方法非常多元化，究竟該用哪一種方式進行芳療，必須依身心狀況，使用的環境，及手邊具備的工具，再決定應該採用哪種方式，以及運用哪些精油。目前常用的精油使用方法包括純精油使用（單方精油、複方精油）、擴香（薰香燈、純精油噴霧擴香機、水氧機、擴香石）、嗅吸（精油項鍊、熱水蒸氣、手掌摩擦、噴霧）、按摩（含身體按摩、臉部按摩、頭皮按摩、局部按摩）、泡澡、手足浴、冷、熱敷、塗抹（使用油膏、乳液、霜劑）、漱口。

---

1. 純精油使用

純精油的使用指的是直接滴在局部部位，或者是直接滴在手掌心，藉由氣味進入鼻腔嗅吸，傳達到腦部達到有效的作用。而單方及複方精油的使用，其特性說明如下：

● **單方精油使用**：大都用於滴在手掌心搓熱嗅吸；但少數精油，例如：薰衣草、茶樹可以純精油使用。例如：手部小型割傷，可使用薰衣草精油滴在患部，可迅速修護局部傷口。

● **複方精油使用**：取 2 ～ 3 種精油放入精油瓶中混合，居家護理、外出、旅遊隨時取用 1 ～ 2 滴滴在手掌心搓熱後嗅吸。

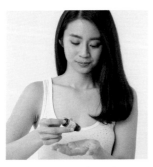
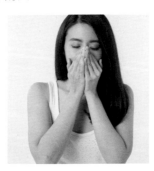

1.取單方精油滴手掌心。　2.直接嗅吸。

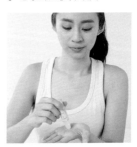

將精油滴入薰香燈的水碟位置，利用水的熱度，或是以超音波震盪、負離子擴香等兩種方式，讓芳香分子散佈於空氣中，不僅可改善不適症狀，連環境也得以淨化，並充滿香氛的氣息。而擴香石通常是用於助眠，安定情緒，也可視為香氛項鍊式的延伸。可將精油滴在擴香石上，陪伴入眠，但須注意劑量和精油品質，因為品質不佳的精油用量過多時，嗅吸後會產生頭暈、噁心等不適症狀。

薰香燈的種類繁多，建議用量滴入 3～5 滴精油，滴數可依使用空間及選擇的精油發揮性等因素調整。如果預算許可的話，超音波水氧機或負離子擴香器都是很理想的選擇，常用的方法如右：

● 薰香燈

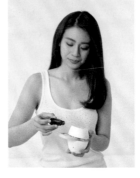

取精油 3～5 滴直接滴入，藉由電熱能散發香氛的氣息。

● 純精油噴霧擴香儀

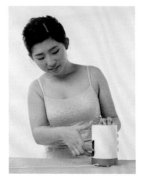

直接在儀器上裝置精油瓶，即可使用。

● 水氧機

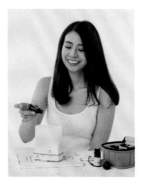

取精油 3～5 滴直接滴入超音波水氧機或負離子擴香器使用。

● 擴香石

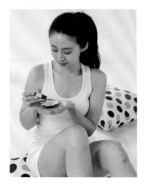

將精油 3～5 滴滴在擴香石上即可。

3. 嗅吸

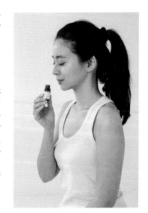

　　透過嗅覺吸入精油，其實是經由呼吸系統吸收芳香分子，能讓身心同時得到滿足。依使用道具，又有薰香、香氛項鍊、擴香石、擴香竹、水氧機、熱水蒸氣、手掌摩擦、噴霧等使用方式，適用的精油也不同。嗅覺吸收法的好處是，可解決呼吸道問題、減輕喉嚨感染的嚴重性、減輕減少卡他症狀（黏液性病毒感染）、釋放身體壓力，擺脫心靈包袱、解除緊張焦慮的情緒、安撫神經系統。

● **香氛項鍊**：隨時隨地皆可進行嗅吸的簡易方法，即使外出或搭車、旅行都能使用，最常用於取代香水使用；融合體溫、散發個人魅力。建議選擇附有軟木塞的小型琉璃瓶容器作為項鍊墜，在瓶內上倒 4～6 滴精油，掛在頸部，隨時使用。但須注意劑量和精油品質的選擇，因為有些劣質精油用量過多，嗅吸後會產生頭暈、噁心等不適症狀。

適合用來進行香氛項鍊式嗅吸的配方包括：
1. **展現淑女魅力**：茉莉、玫瑰、乳香、橙花。
2. **展現紳士風采**：絲柏、大西洋雪松、冷杉、乳香、廣霍香。
3. **暈車、暈機**：薄荷、檸檬香茅、薑。
4. **提振精神**：薄荷、迷迭香、羅勒、佛手柑、檸檬香茅、歐洲赤松。
5. **改善鼻塞**：尤加利、茶樹、羅勒、薄荷、迷迭香。

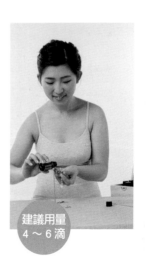

建議用量
4～6 滴

● **手掌摩擦**：隨時隨地皆可使用。形同按摩前的倒油動作，不同的是，著重手掌摩擦讓精油溫熱，然後直接靠近口鼻前方，深深嗅吸幾下，鼻吸鼻吐。只需使用 1 ～ 2 滴精油，但不建議用手捂住口鼻，因為味道太過強烈、刺激，反而會不舒服。

適合用於手掌按摩的精油，包括：

1. **呼吸道保養**：檸檬、尤加利、茶樹、檀香、大西洋雪松。
2. **紓壓放鬆**：薰衣草、野菊、甜橙、馬鬱蘭、佛手柑、葡萄柚。

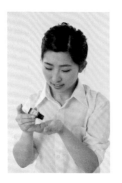 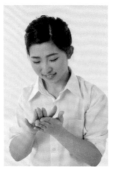 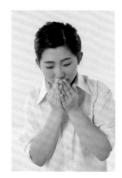

建議用量
1 ～ 2 滴

4. 按摩

按摩是古老的保健方法，無論中外都有以按摩法養生成功的文獻記載。芳香按摩的技巧多樣化，手法、精油若使用正確，可帶給身心舒暢。按摩時，應將稀釋調配過的精油倒在手心，用手掌讓精油慢慢溫熱，然後再塗抹到身體各部位，而非直接將精油倒在皮膚上。

按摩吸收法的好處在於促進身體的新陳代謝、加速療癒效果、緩和肌肉緊繃、關節僵硬、加速血液、淋巴液的循環、加速排除體內毒素、釋放身體壓力，擺脫心靈包袱、減少疼痛、解除緊張焦慮的情緒、安撫神經系統、同時可以養顏美容增加皮膚彈性。

身體各部位按摩油調配比例

● **身體按摩**

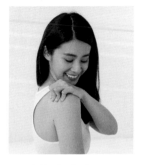

建議精油濃度 3 ％～ 5 ％，每 10ml 基礎油，倒入 6 滴～ 10 滴。

● **臉部按摩**

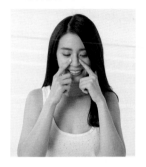

建議精油濃度 1 ％～ 2 ％，每 10ml 基礎油，倒入 2 ～ 4 滴。

● **頭皮按摩**

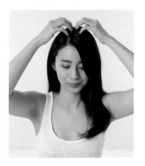

建議精油濃度 3 ％～ 5 ％，每 10ml 基礎油，倒入 6 ～ 10 滴。

● **止痛按摩**

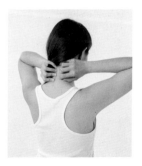

建議精油濃度 5 ％以上，每 10ml 基礎油，倒入 10 滴以上。（視情形需要和精油種類，可調油 10 ％～ 25 ％，即倒入 20 ～ 50 滴。）

可使用油膏或乳液、霜劑。油膏，也稱為香膏，是精油改變液體型態的一種使用方式，屬於塗抹法，透過植物油和天然蜂蠟（或蜜蠟）來調整它的質地，掌握製作要訣後，可依喜好調整油膏的軟硬程度。但要注意，製作出來的油膏照樣要避開光源和熱源，儘量放在陰涼處。

油膏的製作

油膏的製作成本低，使用便利也廣受歡迎，因此在研習芳香療法時，是必學的 DIY 課程。油膏依用途可大分為三種：

- **香氛情趣：** 創造個人風格，也能緩和緊繃的工作情緒，常用的精油包括依蘭、大馬士革玫瑰、葡萄柚、佛手柑、萊姆、苦橙葉、廣藿香等。

- **痠痛改善：** 緩解運動過度或血液循環不佳所造成的痠痛，下背部疼痛也可緩解，常用的精油包括黑胡椒、薰衣草、岩蘭草、快樂鼠尾草、尤加利、雪松、檸檬香茅等。

- **創傷護理：** 改善蚊蟲叮咬造成的紅腫、疼痛和搔癢，常用的精油包括薄荷、羅馬洋甘菊、乳香、薰衣草、沒藥、茶樹等。

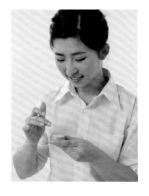

油膏的好處在於保護傷口、加速癒合、紓緩肌膚、幫助保濕、緩解疼痛、讓精油效果能長效性的停留，同時攜帶方便，我個人都隨身攜帶著體香膏取代香水的使用。

此外，運用精油、植物油、純露（花水）、乳化劑調和，可以製作出乳液和霜劑，也適用於塗抹法。若純露比例較高、水分較多就是乳液，使用起來清爽不黏膩，利於吸收；若植物油的比例較高、油分較多就是霜劑，滋潤效果良好。乳液和霜劑比油膏滲透力強，吸收效果更佳。

6. 噴霧

　　噴霧式精油是在噴霧罐內注入穀物酒精，倒入適度的精油，搖勻後加入純水稀釋，經常用在清新空氣、殺菌消毒、淨化磁場等情況下，或是用來預防病毒性傳染，還能讓週遭環境充滿香氛，因此廣受大眾歡迎。使用噴霧式精油時，理想的距離是15 ～ 20 公分，並注意噴灑的角度應由上而下，小心不要噴到眼睛。

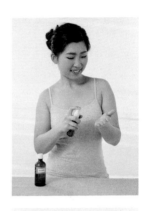

適合用來進行噴霧式的精油包括：

- **清新空氣**：薄荷、檸檬、杜松漿果。
- **淨化磁場**：乳香、安息香、岩蘭草。
- **預防傳染**：絲柏、迷迭香、茶樹、尤加利、檸檬香茅、羅文莎葉。
- **愉悅香氛**：佛手柑、葡萄柚、洋甘菊、野橘。
- **浪漫香氛**：依蘭、茉莉、大馬士革玫瑰、橙花。

建議用量

5～10毫升的穀物酒精，倒入20滴精油搖勻，加入4盎司的水（約 120毫升），使用前請先搖勻。

7. 冷熱敷

　　以臉盆放置熱水或冷水，添加精油後，放入棉布浸泡，然後用棉布做局部貼敷，上層可用保鮮膜或塑膠袋再封一層，再覆蓋熱毯或厚的毛巾，效果會更好，使用時間大約 15 ～ 20 分鐘，期間可更換敷布。精油會滲透到棉布上，棉布形同介質，藉助棉布的服貼度、水分的保留、溫度的作用，幫助精油被吸收。

　　冷熱敷的好處在於舒緩血液和淋巴液的滯留、退燒解熱、降低感染機率、促進循環、緩解疼痛、舒緩疲憊感。

● **冷敷**：冷敷可鎮定解痛，多用在頭痛、發燒、眼睛疲勞、急性扭傷和消腫。
常用的精油包括：

1. **頭痛**：羅馬洋甘菊、薄荷、大馬士革
   玫瑰、佛手柑。
2. **退燒解熱**：薄荷、檸檬、薰衣草、佛
   手柑、萊姆、廣藿香。
3. **眼睛疲勞**：羅馬洋甘菊、薰衣草、乳
   香。
4. **扭傷消腫**：尤加利、乳香、薰衣草、
   甜馬鬱蘭、檸檬香茅。

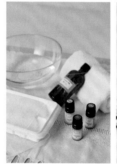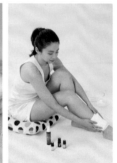

● **熱敷**：熱敷可促進血液流通和排毒，多用來淨化及保養肌膚、放鬆心情、
促進局部循環，以及生理痛、胃痛、關節痠痛等，有傷口或血管嚴重擴張時
不建議使用。常用的精油包括：

1. **生理痛**：迷迭香、快樂鼠尾草、玫瑰天竺葵、薰
   衣草。
2. **落枕、關節疼痛**：德國洋甘菊、百里香、甜馬鬱蘭、
   丁香、尤加利、羅勒。
3. **淨化及保養肌膚**：大馬士革玫瑰、橙花、乳香、
   茶樹、薰衣草。
4. **放鬆心情**：大馬士革玫瑰、橙花、玫瑰天竺葵、
   佛手柑、萊姆、馬鬱蘭、薰衣草。

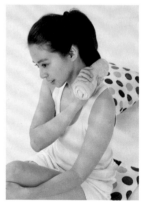

建議用量

無論冷敷或熱敷，一杯水（120～200ml）平均倒入2～6滴即可。（滴數可依照
選取精油的不同及個人需求，適當調整。）

── 8. 沐浴 ──

● **泡澡**：又分為盆浴和手足浴，皮膚必須浸泡在水中才有效果，但不建議選用刺激性強的精油。沐浴法的好處在於釋放身體壓力，擺脫心靈包袱、減輕肌肉緊繃程度、安撫神經系統、藉由流汗加速體內毒素的排泄、降低感染機率，提升免疫力、改善血液和淋巴液的循環、緩解疼痛。

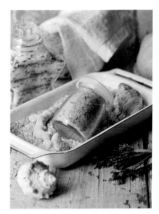

　　精油的芳香分子藉由溫水散發在空氣中，透過嗅覺吸收，而精油在水中與皮膚做大面積接觸，是另一個吸收管道。盆浴前建議先喝一大杯水；沐浴時頸部以下要浸泡在水中，水溫不宜太熱，沐浴時間以 8 ～ 15 分鐘為限，在水中可自行按摩身體和四肢；沐浴後還要補充水分。

除了使用精油，盆浴建議搭配幾種方式來使用：

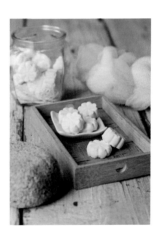

1. **沐浴鹽**：沐浴鹽可促進排毒，搭配同性質的精油效果更佳，如杜松漿果、檸檬、薰衣草精油。

2. **蜂蜜浴**：蜂蜜本身有滋養和舒緩效果，適合搭配潤膚精油盆浴，如玫瑰、乳香精油。

3. **小蘇打芳香球**：自製芳香沐浴球，搭配釋放壓力的精油，就是快樂的沐浴時光，如葡萄柚、檀香、依蘭、甜橙、甜馬鬱蘭精油。

建議用量

視精油種類而定；沐浴時間最好不超過20分鐘。若只為芳香效果，芳香浴建議加入2～12滴精油。（滴數可依照選取精油的不同及個人需求，適當調整。）

● **手足浴**：經常手腳冰冷的人，表示血液循環欠佳，冬天適合做手足浴；至於夏天過度煩躁，用偏涼的水泡腳，也可紓解暑熱；手浴最好可以將手指、手掌都浸泡到水中；足浴最好可以浸泡到小腿二分之一以上的位置。手足浴的時間，建議 10 ～ 15 分鐘，完成後要儘速擦乾。

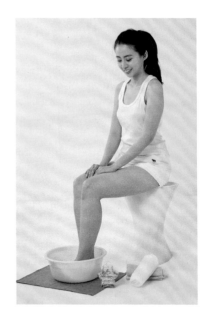

適合用來進行手足浴的精油包括：

1. 解除疲勞：薰衣草、檸檬香茅。

2. 四肢冰冷：迷迭香、薑、黑胡椒。

3. 腳臭：茶樹、杜松漿果、絲柏、檸檬。

建議用量

每次足浴，滴入2～12滴精油。（滴數可依照選取精油的不同及個人需求，適當調整。）

如何調配適合的精油

精油除了增添生活情趣，也是照護身心健康、美容保養的重要方式。從醫學角度看，許多精油可促進循環、殺菌抗菌、抑制病毒、解毒排毒、消炎鎮痛，不妨視為正統醫學外，緩解症狀的輔助照護。

從心理、美容、養生角度來看，精油又具放鬆緊繃身心、紓解壓力、激勵情緒、澄清思維，及改善肌膚、頭髮狀況，補充元氣的效果，可以說精油對身、心、靈具有全方位的影響力。許多初次接觸芳香療法的人，也深深為此著迷，希望能透過更深入的學習，為自己和家人做好健康照護。

坊間的精油書籍都會提到調油比例，包括我自己過去寫的精油書也是如此。事實上這種調油比例的基礎，源自於當初向珍・瓦涅醫生學習芳香療法的瑪格麗特摩利夫人。於是所有英美體系芳療書，幾乎都奉為圭臬。

在歐美；法系芳香療法，提倡純油使用。有些精油確實可以純油使用，甚至有口服精油的實例，但有些精油則必須稀釋，但稀釋比例卻不見得必須拘泥於 3%、5%，這往往牽涉到教育及消費行為。

就像食譜書一樣，初學者必須有一定的依據與比例，才能調出效果十足的精油，而愈來愈深入研究的進階者，就能夠隨心所欲的創造出屬於自己的精油比例與配方。

複方調油的 3 個特性

想學習複方調油的技巧，首先須了解精油「調性」，務必要掌握均衡、獨特性與強化效果三者。

1 均衡

複方精油就像綜合劑，功能類似的精油調在一起，可加重效果；功能差異大的的精油調在一起，則會擴大效果。各種精油之間的劑量未必相等，但彼此必須要達到均衡狀態，才不會讓精油聞起來「怪怪的」。

2 獨特性

丁香、肉桂、依蘭、羅勒等氣味較獨特的精油，會讓精油的香氣「更有獨創性，但最好謹慎使用，免得因為氣味太過強烈而讓使用者無法接受。

3 強化效果

氣味不討喜卻效果很強的精油，不妨搭配花香類、果香類等氣味宜人的精油，強化美好的氣味，提高接受度，例如佛手柑、甜馬鬱蘭、野橘、薰衣草、天竺葵等都是不錯的選擇。

複方調油注意事項

進行複方調油前，必須注意以下原則。

● 初學者調油用的精油種類，最好不要超過 3 種。

● 精油的香氣喜好是非常主觀的，若對某些氣味有不愉快、悲傷的記憶，不妨改用功能相近，氣味不同的精油。

● 使用方法、濃度與劑量，和想達到的期望有關，必須針對使用目的和預期效果選擇精油種類，因為用法改變，劑量也會有所不同。

● 調油前，需注意週遭環境有無異味，通風必須良好。

單位與滴數換算表

1毫升＝約20滴（依各廠商精油瓶口大小，而滴數會有所不同）

1茶匙＝5毫升＝約100滴

1湯匙＝15毫升＝約1/2盎司＝約300滴

1盎司＝約30毫升＝約600滴

調香前準備的工具

調複方精油前，須備妥以下工具，才能得心應手地完成調香。

01 單方精油

依所需配方準備數瓶。

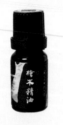

02 滴管

每瓶單方精油準備一隻滴管，滴管上貼好標籤，以免混淆。

03 聞香紙

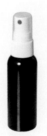

把單方精油滴在其上試聞味道；若無聞香紙，可用無香面紙或棉花棒取代。

04 試聞杯

把精油依比例滴入杯內混合後試聞。

05 深色空瓶

用來裝調好的複方精油，規格從 5ml ～ 10ml 皆可，視調油習慣劑量選擇。

06 植物油

按摩或稀釋時使用，以低溫冷壓植物油為主。

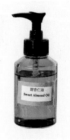

07 自黏標籤

黏貼在調好的精油瓶上，註明調油日期、使用的精油與植物油（基底油）的滴數。

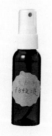

08 筆記本

寫下自己設計的配方，然後按照使用情形記錄用後心得。

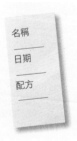

調配精油的方向

調配複方精油，可依萃取來源、經典香氛比例或功能性三個大方向來調和。

依萃取來源調配

精油是從各種植物的不同部位萃取來的，調香時可依循自然香味的來源做分類，選擇較具協調性的不同類別精油，或同一類別精油。

最佳拍檔建議

1. 花香類＋柑橘類＋任一類　　3. 辛香類＋木質類＋樹脂類
2. 柑橘類＋木質類＋草本類　　4. 樹脂類＋葉片類＋花香類

花朵類	洋甘菊	橙花	依蘭	永久花	茉莉	丁香
	薰衣草	玫瑰天竺葵	大馬士革玫瑰	—	—	—
柑橘類	佛手柑	萊姆	檸檬	葡萄柚	紅桔	野橘
草本類	玫瑰草	薄荷	玫瑰天竺葵	甜馬鬱蘭	百里香	迷迭香
	羅勒	薰衣草	快樂鼠尾草	檸檬香茅	—	—
木質類	檀香	冷杉	大西洋雪松	—	—	—
辛香類	茴香	洋茴香	黑胡椒	豆蔻	肉桂	薑
樹脂類	乳香	沒藥	安息香	—	—	—
葉片類	綠花白千層	芳樟	苦橙葉	月桂	肉桂葉	香桃木
	尤加利	羅文莎葉	茶樹	絲柏	—	—

※ 上下相鄰的不同類別精油可以互相搭配

精油的前調／中調／基礎調

單方精油有特定功效與香氣，但複方精油會產生 1 ＋ 1 ＞ 2 的協同作用，且與香水一樣會因揮發速度不同呈現前、中、後味。揮發速度則與精油化學成分中的碳含量多寡有關，碳含量多，揮發速度會變慢。

調配複方精油時，常以經典香氛比例做練習。經典香氛中包含前調、中調、基礎調，當精油混合在一起，會產生化學作用，有些氣味先揮發出來，形成前調，一段時間後又有另一種氣味出現，就是中調，最後出現的氣味，就是基礎調，又稱後味。

💧 **在經典香氛的調香比例中，基礎調是定香劑**

它佔的比例約為整瓶精油的 5 ～ 10%，由於揮發性弱，剛開始聞不到直至與體溫融合，氣味慢慢凸顯，香氣可持續 3 小時以上，常用的精油有安息香、乳香、沒藥、廣藿香、檀香、依蘭。

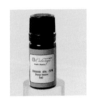

安息香精油

💧 **在經典香氛的調香比例中，中調是本次調香的主體**

它的比例約為50～80%，揮發性則介於基礎調與前調之間，氣味可維持2～3小時。經常使用的精油包括尤加利、洋甘菊、快樂鼠尾草、絲柏、玫瑰、薰衣草、甜馬鬱蘭、香蜂草、橙花、薄荷、百里香、苦橙葉、依蘭、杜松漿果等。

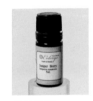

杜松漿果

💧 **揮發性最強的前調，前調是第一印象**

比例為 5 ～ 20%，但氣味大約只能保持 30 分鐘。由於前調的氣味有穿透性，也是複方精油給人的第一印象，對人有激勵效果，可提振精神，經常用的精油有佛手柑、葡萄柚、檸檬香茅、甜橙、柑橘、檸檬、萊姆等。

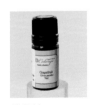

葡萄柚

經典香氛調油技巧

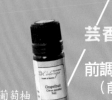

芸香科柑橘屬

前調：5 ～ 10%
（前味、高音）

葡萄柚

花朵類、全草類、葉片類精油

中調：50 ～ 80%
（中間調、中味、中音）

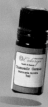

洋甘菊

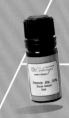

安息香精油

木質類、樹脂類、根部類精油

基礎調：5 ～ 10%
（後調、後味、低音）

香氛的禁忌

使用精油進行芳療，有極大的個人差異，必須客觀地考量使用者的生活型態、飲食習慣、職業型態、承受壓力的程度與疾病史，才能達到身、心、靈呵護的目的。

不適合進行芳療的狀況

最近曾接受手術，或有骨折、扭傷、嚴重挫傷、割傷或有新的疤痕組織出現，或皮膚局部感染（如濕疹、牛皮癬）、發現腫瘤、靜脈曲張。

不適合進行芳療的狀況

肝臟、腎臟、消化、神經、內分泌系統有官能障礙者；有高血壓、糖尿病、癲癇等慢性病；有心臟病、中風病史，栓塞或有血栓形成；最近曾嚴重失血，或被診斷為嚴重貧血者；正在服用藥物或接受放射治療的人都需經過醫師或諮詢專業芳療師同意才能進行芳療。

精油芳療須特別謹慎的對象

孕婦、嬰兒、孩童、高、低血壓、癲癇、蠶豆症、癌症、自閉症，及其他慢性病患者，用精油進行芳療時必須特別謹慎。尤其是孕婦，因懷孕期間體質、膚質、血液循環與平常不同，加上有些精油含類雌激素成份，為避免流產的風險，不建議使用，非得使用時，也必須採低劑量（不超過正常劑量的1/2）。以下詳列上述使用者須謹慎使用的精油，舉例如下：

■ 兒童

● **1 ～ 6 歲**：因神經系統發育還不是很健全，不建議用含內酯、香豆素、氧化物、單萜酮的精油，至於其他精油的用量，需控制在正常劑量的四分之一。

● **7 ～ 12 歲**：可使用的精油較多，但劑量需控制在正常劑量二分之一。洋甘菊、永久花、香桃木、羅文莎葉、真正薰衣草是最常用於處理兒童擦傷、呼吸道不適、預防感染的精油。

● **12歲以上**：使用劑量可以和一般大人相同。

■ **高血壓**

　　會使血管收縮、血壓升高的精油包括：洋茴香、迷迭香、百里香、絲柏、牛膝草、羅勒、肉豆蔻、尤加利…等，須避免使用。

■ **低血壓**

　　有降血壓效果的精油，包括：薰衣草、快樂鼠尾草、甜馬鬱蘭、依蘭等須避免使用。

■ **癲癇**

　　會誘發癲癇發作的精油，包括：洋茴香、茴香、迷迭香、尤加利、鼠尾草、牛膝草、沒藥等，須避免使用。

■ **蠶豆症**

　　為避免引起溶血，蠶豆症患者不能用含樟腦和龍腦的精油，包括：芳樟、樟樹、香茅、鼠尾草、迷迭香、百里香、丁香、肉桂、馬鞭草、醒目薰衣草、馬鬱蘭、羅勒等都不能使用。

光敏感性精油，用後不宜日曬

　　有些植物成分會使皮膚對紫外線敏感，若使用這精油後又接受日曬，會使皮膚曬黑、曬傷，甚至致癌。使用後不適合日曬的精油大多數是芸香科、柑橘類精油包括：佛手柑、萊姆、檸檬、紅桔、甜橙、葡萄柚、歐白芷根…等。

■ **癌症、自閉症**

　　施行芳療前，一定要和主治醫師審慎討論過，才可判斷能否執行；即使醫師同意，還要仔細討論用哪種方式，使用何種精油，以及施行芳療的頻率。

精油保存方法與注意事項

　　天然精油不含防腐劑，就如食品一樣有一定的保存期限。精油的保存期限與半衰期有關，所謂半衰期，指的是「50％的精油維持芳香或療效所需的時間」，它代表精油的保存容易度。一般而言，分子量越大的精油越濃稠，越不易揮發，

表示半衰期越長,越不易變質。初學者務必學習正確的保存方法,確保用精油進行芳療時,不會因超過半衰期而讓精油產生化學變化、變質,造成困擾。

- 以深色玻璃瓶盛裝,瓶蓋確實鎖緊,存放在陰涼處,遠離熱源和日照。
- 開瓶後,注意使用期限,尤其是芸香科精油,儘量在半年內用完。
- 不可放入冰箱,也不宜放在溫差變化大的地方。
- 皮膚誤觸純精油時,若為親油性,可用植物油塗抹以稀釋。
- 誤觸眼睛時,必須以大量植物油稀釋。
- 學習劑量和濃度計算、調配精油的方法。
- 調好的油一定仔細標註成份、比例及日期。
- 避免直接使用於黏膜。
- 過敏體質和第一次使用精油時,要先進行過敏原測試。
- 使用具光敏性的精油後應避免日曬。
- 懷孕階段、剛出生的新生兒必須更加謹慎使用精油。
- 月經來潮期間必須更加謹慎使用精油。
- 氣喘患者要避免蒸氣吸入法。
- 有特殊疾病的人在使用精油之前,最好徵詢專業芳療師或者專業醫護人員及醫師的意見。

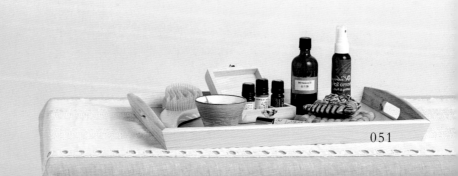

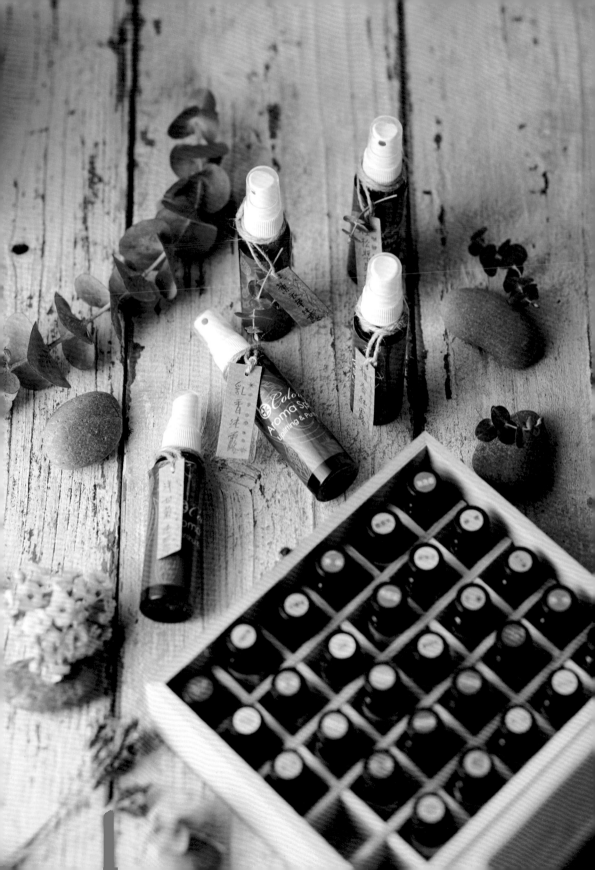

簡單易懂
25 種單方精油

　　市面上可以購買的精油包括單方精油、複方精油、精油調和油三種。單方精油就是單一種類的純植物精油。複方精油則是由兩種以上植物精油調和而成的；精油調和油則是用植物油（基礎油）稀釋後，可直接塗抹、按摩的精油。

　　學習芳香療法的基本功，首先就是要認識各種單方精油的特質，並熟知影響精油品質的因素與精油產地、萃取法，進而了解它對人體的作用，及適合與那些精油結合，依需要選擇最好的精油使用方式。

　　每一種精油都有其特定效果，芳療用的精油，是經過許多生化學家多年來投入研究，找出品質好且萃油量佳的植物品種。即使坊間有許多同名商品，例如市售的薰衣草餅乾、洗手乳等，所使用的薰衣草與芳香療法中的薰衣草只是屬於同一家族，但不見得是相同品種。即使平常在販賣南北貨的商店就可以買到許多製作花茶的乾燥薰衣草，但適合做花茶的薰衣草，不一定可以用來萃取精油，只有特定品種的薰衣草才能萃取芳療用精油。

羅勒 (Basil)

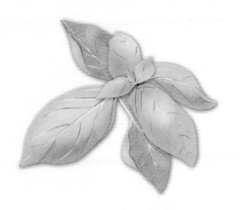

生理作用：抗菌、抗病毒、紓緩痙攣、助消化、健胃。

心靈作用：平撫焦躁、提振精神。

正向能量：釐清思緒，停止擔心；勇於溝通，自我表達。

羅勒品種很多，與九層塔同屬唇形科植物，特徵是花朵類似唇形，多半用於醫藥治療或烹調時的食物調味，義大利麵的青醬就是用羅勒、松子、橄欖油製作而成；英文《Basil》是由希臘文《國王》（Basileum）演變而來，在基督教儀式中，為國王淨身塗抹的聖油就是羅勒油；很多希臘教堂周圍或教堂內可以看見羅勒；印度人將羅勒視為神聖植物，上法庭時必須以它為誓；印度教徒還認為羅勒有驅邪、治病作用；歐洲人用它治療感冒、頭痛、提振精神、排解憂鬱情緒。

常用於提煉精油的羅勒品種有熱帶羅勒、甜羅勒、神聖羅勒等，它的精油氣味並不討喜，但頗具特色，若代表一個人的個性，就是非常善於表達的人。它的主要作用是提振精神，補強神經系統和肌肉關節系統，且具鎮痛效果，可緩解感冒及頭痛症狀。

精油 ID

學名：*Ocimum basilicum*
科名：唇形科 Lamiaceae
氣味：氣味清甜，帶著香料味道
萃取方式：蒸氣蒸餾法
萃取部位：全株藥草（花朵／葉片）
產地：歐洲、地中海國家、亞洲、印度、荷蘭
基調（揮發性）：前調、中調

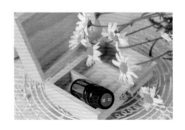

植物百科

品種：羅勒屬，唇形科。花瓣呈唇形，上面有細絨毛，花萼呈闊鐘狀。小花散列於花莖上，一層層如寶塔，花朵顏色有白、紫、粉紅。羅勒屬家族有熱帶、亞熱帶品種，約六十幾個成員，大多為一年生，樹形有高、矮，最高約 130 公分。葉片對生，綠中帶紫，先端尖呈橢圓形，長度約 3 ～ 5 公分，有些品種葉緣有不規則齒狀。

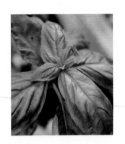

芳香照護系統	緩解症狀
皮膚照護 Skin care	蚊蟲叮咬、感染發炎
肌肉關節 Muscle and joints	肌肉痠痛、肌肉緊繃不適
呼吸系統 Respiratory system	感冒、咳嗽、流鼻水
消化系統 Digestive system	消化不良、脹氣、噁心、消化道不適、便秘
生殖系統 Reproductive system	經痛、經期不足、月經量過少
神經系統 Nervous system	焦慮、沮喪、疲勞、失眠、偏頭痛、神經緊張、平撫焦躁和安撫情緒、溫暖身心
免疫系統 Immune system	感冒、流行性感冒
情緒系統 Emotion system	混亂思緒、沉澱後能有效溝通表達

速配精油 佛手柑／乳香／薑／薰衣草／檸檬／桉油醇迷迭香／薄荷／茶樹

注意事項
- 易刺激皮膚，用量不宜過高，也不適合泡澡用。
- 孕婦不宜使用。

佛手柑 (Bergamot)

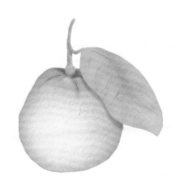

生理作用：	止痛、抗痙攣、抗菌、助消化、開胃、利尿、除臭、解熱。
心靈作用：	激勵、振奮、抗憂鬱。
正向能量：	提升動力；感受到煥然一新，心情愉悅。

　　義大利的柏摩鎮 (Bergamo) 是佛手柑原生地，命名也來自於此，它的品種、外型與台灣佛手柑不同。義大利人會將佛手柑果皮入藥，治療感冒和蚊蟲叮咬。歐洲人用它的果皮與茶葉一起烘焙，製作成伯爵茶，茶湯帶有濃郁而特殊的果香。使用佛手柑精油會讓人情緒舒緩，不再焦躁，搭配薰衣草、依蘭，可以改善高血壓，緩解心悸的狀況。對於做生意的人來說，用佛手柑精油擴香，可以讓客人心情愉悅，甚至提升成交率。

精油 ID

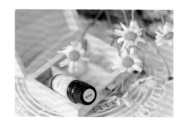

學名：*Citrus bergamia*
科名：芸香科 Rutaceae
氣味：帶花香的濃厚柑橘味
萃取方式：冷壓
萃取部位：果皮
產地：北義大利柏加摩鎮、義大利、象牙海岸
基調（揮發性）：前調

植物百科

芸香科，柑橘屬。開白色花朵，依品種不同，果實形狀不太一樣，以冷壓法萃取成精油。義大利佛手柑最常被用來萃取精油，其果實為梨形，橙黃色外皮有坑窪，不光滑，果肉較白。

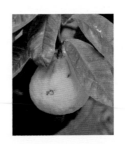

芳香照護系統	緩解症狀
皮膚照護 Skin care	油性皮膚、青春痘
呼吸系統 Respiratory system	口腔感染、口臭、感冒引起的喉嚨痛
消化系統 Digestive system	促進食慾、消除脹氣
神經系統 Nervous system	焦慮、沮喪、壓力相關症狀
免疫系統 Immune system	感冒、流行性感冒
情緒系統 Emotion system	拋去陰霾；清新舒暢

速配精油 熱帶羅勒／德國洋甘菊／絲柏／尤加利／葡萄柚／薰衣草／檸檬／甜橙／薄荷／桉油醇迷迭香／依蘭

注意事項 ● 具光毒性 (phototoxic)，敏感反應會持續數天，使用後切忌曬太陽。

大西洋雪松 (Atlas Cedarwood)

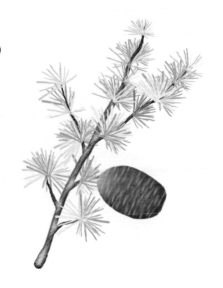

生理作用： 抗菌防腐、抗黴、抗皮脂分泌、收斂、利尿、祛痰、溶解黏液、促進循環。

心靈作用： 提振精神，堅毅破除難關。

正向能量： 給予勇氣，展現氣度。

　　「Ceda」是阿拉伯半島游牧民族閃族人（又名塞姆人）的語言，是精神力量之意，這種樹也是閃族人信仰的象徵；遠古時代人們就已知雪松的醫療價值，在古文明的醫藥、化妝品、香水中都有使用；雪松也是聖經中提到的植物，黎巴嫩國旗也有雪松圖案，以雪松作為國旗圖騰，主要取其挺拔、強勁的力量及象徵純潔、永活的意義。

　　雪松精油主要是木心壓碎變成木屑提煉而成，香味具木質香；特別推薦男士們使用，另外雪松精油對於呼吸以及淋巴系統極有效果。

💧 精油 ID

學名：*Cedrus atlantica*
科名：松科 Pinaceae
氣味：輕微的木質香，帶有檀香味道
萃取方式：蒸餾
萃取部位：木材、針葉
產地：阿爾及利亞、摩洛哥、美國、北非、摩洛哥
基調（揮發性）：基礎調

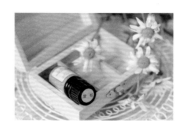

植物百科

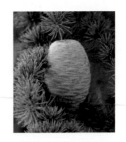

松科，雪松屬。樹高達 35 ～ 40 公尺，樹幹本身有香氣，枝條開展，樹形優美，在世界各地都是知名觀賞樹，枝葉上揚，整棵樹散發剛毅強健的感覺，需要廣闊的空間讓它慢慢生長，才能伸展出巨木的氣度。葉片為針形，簇生於枝頭，可防水份蒸散，長度約 1 ～ 2.5 公分，葉片和枝條都有豐富油脂，毬果長約 6 公分。

芳香照護系統	緩解症狀
皮膚照護 Skin care	油性肌膚、青春痘、頭皮屑、頭皮油膩、改善掉髮
肌肉關節 Muscle and joints	關節炎、風濕痛、肌肉僵硬
呼吸系統 Respiratory system	咳嗽、鼻黏膜發炎、多痰
生殖系統 Reproductive system	泌尿感染、搔癢
神經系統 Nervous system	神經緊張、壓力造成之相關症狀
心血管 / 循環系統 Cardiovascular/Circulatory system	浮腫、橘皮、淋巴循環問題
情緒系統 Emotion system	精神耗弱、焦慮、容易緊張

速配精油 佛手柑／絲柏／乳香／薰衣草／檸檬／玫瑰

德國洋甘菊 (Chamomile German)

生理作用：	緩解疼痛、胃脹氣、通經、抗痙攣、抗菌、抗發炎、抗過敏、傷口癒合。
心靈作用：	紓解焦慮、憤怒、恐懼情緒，使人放鬆、祥和。
正向能量：	去除深層恐懼與焦慮的框架，任何挫折皆能平常心對應。

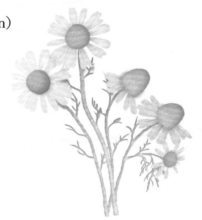

　　洋甘菊的 Chamomile 英文名源自希臘語，意即「地上的蘋果」，原因是它會發出蘋果香。洋甘菊花草茶有鎮靜的效果，用於提煉精油的洋甘菊主要是德國洋甘菊、羅馬洋甘菊。兩者植物型不同，而最大差異，在於德國洋甘菊在蒸餾過程中會產生一種母菊天藍烴 (chamazulene)，使精油色澤呈淡藍色，在精油中較少見。

　　不論德國洋甘菊或羅馬洋甘菊都可改善黑眼圈、皮膚過敏問題，且有鎮靜、舒緩效果，可緩解心因性症狀。而羅馬洋甘菊精油的化學成份含酯類較多，放鬆效果特佳，且屬性溫和，特別適合老人、嬰兒及體質纖弱的人保健調理使用。

💧 精油 ID

學名：*Matricaria recutita*
科名：菊科 Asteraceae
氣味：果香
萃取方式：蒸氣蒸餾法
萃取部位：花朵
產地：保加利亞、英國、法國、義大利、歐洲、德國
基調（揮發性）：中調

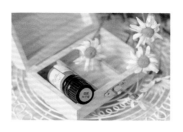

植物百科

德國洋甘菊與羅馬洋甘菊同屬菊科，本書介紹的德國洋甘菊是一年生草本植物，廣泛生長於歐亞地區，植株枝條直立，葉子為羽狀複葉，頭狀花序外圈舌狀花具有白色花瓣，中間管狀花則為黃色。擁有菊科植物特質，中央黃色花心部位是管狀花，外圈白色花瓣是舌狀花，我們看到的「一朵花」，其實是由千百朵小花聚集而成。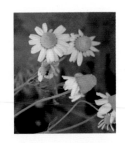

芳香照護系統	緩解症狀
皮膚照護 Skin care	乾性、敏感肌膚、面皰、濕疹、唇邊疱疹、黑眼圈、微血管擴張、皮膚老化粗糙
肌肉關節 Muscle and joints	肌肉痠痛、關節炎、坐骨神經痛
消化系統 Digestive system	腸躁症、消化不良
生殖系統 Reproductive system	經血過少、經期疼痛、月經不規則、更年期調適
神經系統 Nervous system	偏頭痛、耳痛、牙痛
情緒系統 Emotion system	失眠、緊張、憂鬱不安等問題

速配精油 佛手柑／快樂鼠尾草／薰衣草／玫瑰／依蘭

加值應用 **德國洋甘菊純露**

德國洋甘菊純露很溫和，各種膚質都適用，連敏感、發炎、暗瘡、燙傷、曬傷的肌膚也可用，用稀釋後的純露濕敷（純露 10c.c 加水 90c.c）；因為對情緒有舒緩作用，也可用噴霧方式，局部噴灑在床單、枕巾上，達到舒緩、助眠的效果。純露與純水稀釋，濃度為 10 ～ 30%，甚至不稀釋，因應個人需要與產品廠商説明適度調整。

快樂鼠尾草 (Clary Sage)

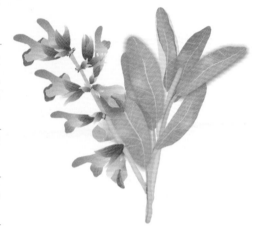

生理作用：	抗發炎、抗菌、抗痙攣、呼吸道發炎、降低血壓、放鬆肌肉、調整荷爾蒙、改善更年期不適。
心靈作用：	放鬆、鎮定、保持好心情、夢想成真。
正向能量：	敞開胸懷、擴展視野、勇敢逐夢。

　　《Clay》源自於拉丁文《Clarus》，是明亮的意思，歐洲人在中世紀時，會用快樂鼠尾草的葉子煮水，洗滌眼睛，治療眼疾，所以又有《清澈之眼》的別名，但是也因此曾有人沒有看清楚使用方法，而誤將鼠尾草精油直接滴在眼睛造成傷害。

　　快樂鼠尾草的紫色花朵，經常讓人誤認為是薰衣草，兩者除了顏色相近，花形並不相同。它的精油味道特別，有人形容其氣味就像男人的汗臭體味，它的作用也見仁見智。因為具有類似荷爾蒙成分，不是所有人都適用，舒緩失眠時用，隔天會覺得補足了睡眠，舒適放鬆好心情，因此，開車或從事需要專注力的工作之前，不宜使用。

💧 精油 ID

學名：*Salvia sclarea*
科名：唇形科 Lamiaceae
氣味：濃郁的藥草味
萃取方式：蒸氣蒸餾法
萃取部位：花、葉片
產地：義大利、敍利亞、法國、地中海鄰近國家
基調（揮發性）：中調、基礎調

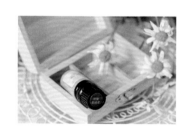

▌植物百科

唇形科，洋蘇草屬，二年生草本植物，原產歐洲、東亞與中亞，植株高約 1 公尺，葉對生，表面披覆細毛，長約 10 ～ 20 公分，寬約 6 ～ 12 公分，花為白色、粉紅或粉紫色，每 2 ～ 6 朵叢生於花梗上，形成圓錐花序。

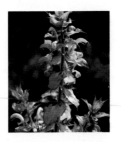

芳香照護系統	緩解症狀
皮膚照護 Skin care	頭皮屑、頭皮油膩、皮膚發炎
呼吸系統 Respiratory system	喉嚨發炎、支氣管發炎
生殖系統 Reproductive system	經期不規律、痛經、更年期不適、水腫；水份滯留
神經系統 Nervous system	偏頭痛、神經緊張
情緒系統 Emotion system	壓力造成的焦慮不安

速配精油　薰衣草／洋甘菊／依蘭／馬鬱蘭／佛手柑／橙花／迷迭香

注意事項
- 懷孕期間須避免使用。
- 因為具有鎮靜效果，讓注意力難以集中，不要在開車前或從事需專注力的活動前使用。
- 使用期間勿飲酒，以免產生迷幻效果，出現誇張酒醉行徑。
- 切勿直接將精油滴在眼睛裡。

絲柏 (Cypress)

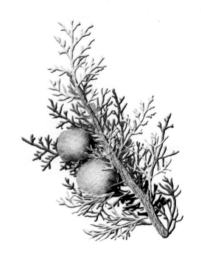

生理作用： 抗菌、抗痙攣、舒緩多汗狀況、消除體味、利尿、緩解支氣管炎、消水腫、改善靜脈曲張、改善頭皮皮脂漏、改善粉刺、毛孔阻塞。

心靈作用： 疏通抑鬱、收斂渙散的身心。

正向能量： 放下牽絆，坦然接受轉變；承接新生活。

　　絲柏原產地是地中海第三大島賽普勒斯島（Cyprus），它的命名《Cypress》也是因此而來。拉丁學名《Sempervirens》，代表《永生不朽》，意指絲柏綠葉長青，彷彿可與天地共存，我曾經到美國華盛頓開會，順道參訪美國林肯總統墓園，墓園旁也種許多絲柏，因為樹形筆直高大，常種在土地交界處，作為人們畫地為界的藩籬。

　　絲柏的木質不易腐壞，在世人眼中是高貴神聖的植物。絲柏是很好的收斂精油，靜脈曲張、減重、淨化體內等經常用到絲柏精油。

💧 精油 ID

學名：*Cupressus sempervirens*
科名：柏科 Cupressaceae
氣味：類似松針樹的氣味
萃取方式：蒸氣蒸餾法
萃取部位：葉片、樹枝
產地：賽普勒斯島、法國、義大利、地中海地區
基調（揮發性）：中調

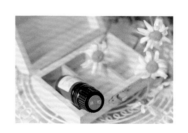

▍植物百科

柏科柏屬。多年生常綠喬木，高度約 25 ～ 45 公尺。樹形呈現圓柱體，筆直優美，所以經常種植成一整排，如高聳的圍籬，可防風；樹幹堅硬強韌，略帶紅褐色，枝條緊湊向上；鱗狀小葉長在樹幹和小枝上，葉片呈深綠色，約 2 ～ 5 公分長，生長茂密，環繞著樹幹像一條綠色圍巾。

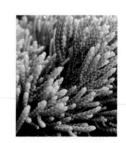

目前世界上有二十幾個品種，地中海一帶最多，法國和義大利種植的絲柏常用於萃取精油。

芳香照護系統	緩解症狀
皮膚照護 Skin care	頭皮皮脂漏、皮膚缺乏彈性、鬆垮，粉刺、毛孔阻塞、多汗症
呼吸系統 Respiratory system	呼吸不順暢、上呼吸道感染、咳嗽、支氣管發炎
心血管／循環系統 Cardiovascular/Circulatory system	浮腫、肥胖紋、淋巴循環問題
生殖系統 Reproductive system	經血過量、月經不規則、更年期不適、經前症候群
情緒系統 Emotion system	內心鬱悶、深層罣礙、不捨親人離去

速配精油 佛手柑／快樂鼠尾草／甜茴香／葡萄柚／薰衣草／檸檬／甜橙／迷迭香

大馬士革玫瑰 (Damask Rose)

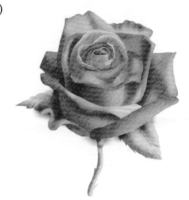

生理作用： 抗菌、抗病毒、抗發炎、抗過敏、抗痙攣；強化神經、調理女性月經週期、催情、助孕、改善男女性冷感。

心靈作用： 全方位身心靈照護，孕育在愛的氛圍。

正向能量： 寵愛自己，女王非你莫屬。

　　有人說玫瑰是精油界女王，玫瑰精油對女人來說是全方位的呵護，尤其適合做為兩性關係用油。芳療中常聽到奧圖玫瑰 (Rose Otto)、玫瑰原精 (Rose Absloute)、土耳其玫瑰，大馬士革玫瑰、保加利亞玫瑰，土耳其玫瑰與大馬士革玫瑰都是產地名，而 Otto 即《蒸餾》的意思，意即用蒸餾法取得，玫瑰原精是用溶劑萃取法取得。

　　若以品種區分，則以大馬士革玫瑰與千葉玫瑰為主。大馬士革玫瑰指的是原產於敘利亞，在保加利亞大量栽植，是萃取玫瑰精油的最佳品種。十字軍東征時傳入歐洲，最早種植的是法國人，現在土耳其、法國也是生產重鎮。由於花農須趁黎明破曉曙光來臨前將花朵摘下，才能提煉出品質最佳的精油，年產量只有幾公噸，價格比黃金還貴。

💧 精油 ID

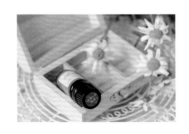

學名：*Rosa Damascena*
科名：薔薇科 Rosaceae
氣味：清新的玫瑰花香
萃取方式：水蒸氣蒸餾法或溶劑萃取
萃取部位：花
產地：大馬士革 敘利亞、保加利亞、土耳其、法國
基調（揮發性）：基礎調、中調

▍植物百科

薔薇科 (Rosaceae) 薔薇屬。多年生落葉灌木,直立叢生,枝
莖上有刺。葉片為羽狀複葉,有葉柄,橢圓形的葉,邊緣有
鋸齒,葉片有點皺。葉片質地厚實,正面是亮綠色,背面是
灰綠色;花朵單生或聚生,複瓣,花瓣約 30 片左右,具有淡
粉、粉紅、純白等花色,花香清甜,以淡粉花色提煉的精油
品質最佳;會結紅色果實,呈扁球形,可食用。

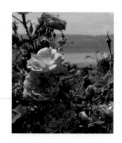

芳香照護系統	緩解症狀
皮膚照護 Skin care	老化、熟齡、乾燥、敏感膚質等全方位肌膚問題
消化系統 Digestive System	心因性引起的食慾不佳、消化不良
生殖系統 Reproductive system	性冷感、更年期不適、增強子宮機能、經前症候期不適
情緒系統 Emotion system	心靈封閉、長期情緒冷漠,負面情緒、負面思維等全方位情緒及壓力管理

速配精油 佛手柑／德國洋甘菊／快樂鼠尾草／乳香／薰衣草／依蘭

注意事項
- 大馬士革玫瑰精油有行經作用,懷孕期間或準備懷孕的人不宜使用。

加值應用

大馬士革玫瑰保濕純露

保濕效果極佳,適用於各種膚質,推薦全方位肌膚使用。以 20cc 大馬士革玫瑰保濕純露和 80cc 純水稀釋,濕敷臉部,光澤亮顏膚質; 同時以冷敷溫敷交替做眼部濕敷,可消除眼睛疲勞;倒入 30cc 的大馬士革玫瑰保濕純露在盆浴中泡澡,可紓解緊繃情緒;以純露裝入噴瓶中,隨時隨地皆可使用,舒緩情緒、身心平衡。純露與純水稀釋,濃度為 10 ～ 30%,甚至不稀釋,因應個人需要與產品廠商說明適度調整。

藍膠尤加利 (Eucalyptus globulus)

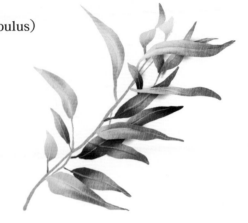

生理作用： 改善肌肉緊繃疼痛，止痛、舒緩發炎；強力抗菌、抗病毒；祛痰、抗痙攣，對紓緩流行性感冒症狀有很好效果。

心靈作用： 開放心胸、發揮整合能力、展現自己。

正向能量： 置身芬多精，享受森呼吸。

　　尤加利又叫稱桉樹，原產於澳洲，目前已超過 700 種，可提煉精油的約十幾種，是世界上最高大的樹種之一。藍膠尤加利（Eucalyptus globulus）是尤加利樹的一種，生長快速，原產於澳洲，如今在世界各地皆大量種植；檸檬尤加利（Lemon-scented eucalyptus，學名 Eucalyptus citriodora）含有檸檬和樟腦氣味，不僅抗菌力強，且在尤加利樹四周活動，不用擔心蚊蟲叮咬；北非人會在沼澤區或不健康土地上種尤加樹，避免瘧疾散佈；澳洲土著，則利用其殺菌、療傷功效，只要受傷，便將尤加利葉綁在傷口上。澳洲曾發生過原著民每天喝尤加利精油，導致肝硬化而死亡，因此尤加利精油不可以口服。現代芳療中，尤加利精油主要是用於呼吸系統、肌肉骨骼系統以及激勵免疫系統照護。

💧 精油 ID

學名： *Eucalyptus globulus*
科名： 桃金孃科 Myrtaceae
氣味： 類似樟腦，強烈、清澄而涼爽
萃取方式： 蒸氣蒸餾法
萃取部位： 葉片
產地： 澳洲、中國、西班牙、葡萄牙
基調（揮發性）： 中調

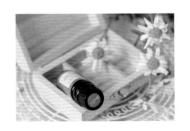

▌ 植物百科

桃金孃科桉屬。多年生常綠喬木，高度可達 30 ～ 50 公尺。粗大樹幹會生出許多小枝，枝枒皆向上生長，成熟的褐色樹皮厚且有縱裂深刻紋路。葉狹披針形，長71 ～ 5 公分，寬 0.7 ～ 1.5 公分；樹葉為單葉互生，灰綠色葉片寬大而硬挺，尾尖，搓揉後有濃郁香氣；花數朵叢生於枝條上；果實為圓球杯狀蒴果，會結 3 ～ 6 個蒴果，外形像陀螺，果殼是杯狀，成熟期是黃褐色。

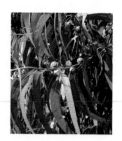

芳香照護系統	緩解症狀
皮膚照護 Skin care	傷口細菌感染、毛孔阻塞
肌肉關節 Muscle and joints	關節疼痛、背部、肩頸痠痛
免疫系統 Immune system	流行性感冒、病毒感染、提升免疫力、抗感染
呼吸系統 Respiratory system	感冒咳嗽、鼻塞喉嚨痛、祛痰、管道發炎
情緒系統 Emotion system	情緒緊張、注意力不集中

速配精油 熱帶羅勒／大西洋雪松／乳香／薑／薰衣草／檸檬／薄荷／迷迭香／茶樹

注意事項 ● 尤加利精油不宜口服。

甜茴香 (Fennel Sweet)

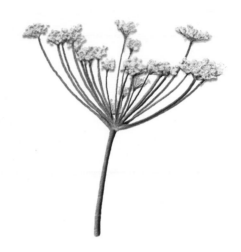

生理作用： 抗發炎、抗菌、抗痙攣、開胃、消除腸胃脹氣、利尿、祛痰、調整經期、淨化身體、調理消化系統。

心靈作用： 超越挫折，擁抱新思維。

正向能量： 拋開舊有包袱，腳步輕盈，邁向前方。

　　用於提煉精油的茴香包括甜茴香、小茴香、藏茴香、洋茴香等。飯前吃茴香可止飢，因此古羅馬士兵行軍時會隨身攜帶茴香種籽，趁趕路時咀嚼；早期基督徒會在齋戒日咀嚼茴香種籽降低食慾。

　　甜茴香也可助消化、減少脹氣，因此常用於料理中，不僅滷包裡有茴香，中國人料理寒性食物也會加入甜茴香驅寒；印度人則會加入咖哩烹煮。甜茴香可助排便，每天早晨可先喝一大杯溫水，再用甜茴香精油稀釋植物油（基礎油）塗抹肚臍周圍及尾椎，藉此改善便秘問題。由於茴香氣味清新，且有助消化，許多印度餐廳飯後會提供茴香籽給顧客咀嚼。同時具有抗菌、預防牙齦發炎功能，因此不少市售牙膏、漱口水都會添加此成份。

精油 ID

學名： *Foeniculum vulgare*
科名： 繖形科 Apiaceae
氣味： 香料的味道
萃取方式： 蒸氣蒸餾法
萃取部位： 種子
產地： 地中海國家、法國、義大利、希臘
基調（揮發性）： 前調、中調

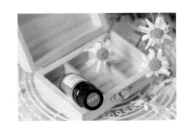

▌植物百科

繖形科茴香屬，多年生草本植物，整株散發香氣，表面有霜粉。莖直立中空，分枝很多，高度可達 2.5 公尺，樹葉為互生，線形葉片極纖細，帶藍綠色，類似胡蘿蔔的葉。繖形花序黃色，花序直徑約 5 ～ 15 公分，離果約 0.4 ～ 1 公分。會結橢圓形的褐色小離果，約 0.5 ～ 1 公分大小，有特殊香氣，有果稜。果實內有米粒狀種子，掉落土地即可再繁殖。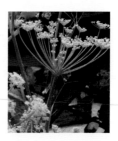

芳香照護系統	緩解症狀
循環系統 Circulation system	循環系統不佳造成浮腫、橘皮組織、肥胖紋
消化系統 Digestive system	脹氣、消化不良、便祕
生殖系統 Reproductive system	經痛、經前症候群、更年期不適、乳汁分泌不足
情緒系統 Emotion system	淨空舊包袱，給予新的整頓力量

速配精油 熱帶羅勒／絲柏／葡萄柚／薰衣草／檸檬／薄荷／迷迭香／玫瑰

注意事項
- 甜茴香是強效精油，宜低劑量使用
- 甜茴香含類雌激素成份，孕婦、嬰幼兒、癲癇患者、癌症病人或使用類激素藥物患者不宜使用。

乳香 (Frankincense)

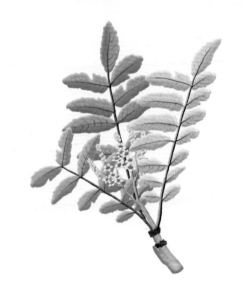

生理作用：	有抗菌、祛痰、促進傷口癒合、增進細胞活化、鎮靜、滋養子宮。
心靈作用：	修護身心耗竭，同時也能淨化空間氣場。
正向能量：	淨化滋養身心靈，氣定神閒。

　　阿拉伯半島南部阿曼是乳香樹發源地。聖經中來自東方的三位先知，第一次見耶穌時，就帶著乳香、沒藥、黃金，可見乳香的珍貴媲美黃金。其英文名《Frankincense》來自古法文《franc encens》，原意是無拘無束的焚香，因為它的氣味能在空氣中持久發揮，讓人呼吸加深、變慢、進而產生平靜感覺，適合祈禱者和冥想者使用，因此許多神殿或寺廟都喜歡燃燒乳香輔以淨化心靈以及淨化氣場。

　　乳香樹皮割開後，植株會流出如乳汁般的液體，但接觸空氣幾天後，會慢慢凝結成淡黃色半透明塊狀固體，而乳香精油就是用樹皮與樹脂蒸餾而來。傳統中藥裡，乳香常被用於通經絡、行氣血等。女性美白、抗老化；經常乾咳、痰液黏稠的人，也可用乳香精油。

🜄 精油 ID

學名：*Boswellia sacra*
科名：橄欖科 Burseraceae
氣味：淡雅的木頭香氣
萃取方式：蒸氣蒸餾法
萃取部位：樹皮、樹脂
產地：阿曼、印度、非洲、中東、阿拉伯半島
基調（揮發性）：基礎調

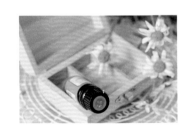

植物百科

橄欖科常綠灌木或小喬木，隨品種不同，高度從一到兩層樓高不等，樹幹粗壯，樹皮光滑，成白或灰色，枝椏長得扭曲，遠看像枯樹；葉片是羽狀複葉。

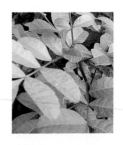

芳香照護系統	緩解症狀
皮膚照護 Skin care	肌膚老化鬆弛、乾燥脫皮、敏感、發炎、疤痕等全方位肌膚調理
呼吸系統 Respiratory system	清肺、化解黏液、咳嗽
生殖系統 Reproductive system	經期不順、經前症候群、更年期不適
情緒系統 Emotion system	情緒焦躁不安、長期臥病、身心耗竭、靜心調理，保護空間氣場

速配精油 熱帶羅勒／佛手柑／薰衣草／檸檬／甜橙／依蘭／玫瑰／茶樹

加值應用

乳香純露

乳香純露對皮膚有滋養效果，尤其在夏天，以 20cc 乳香純露和 80cc 純水稀釋，利用噴霧方式，讓其自然乾燥，會讓肌膚變得更緊實細緻。或將乳香純露作為漱口水用，對口腔與牙齦保健有幫助。將乳香純露倒入噴瓶，噴霧在掌心輕拍，可以淨化氣場同時也能安定靜心。純露與純水稀釋，濃度為 10 ～ 30%，甚至不稀釋，因應個人需要與產品廠商説明適度調整。

天竺葵 (Geranium)

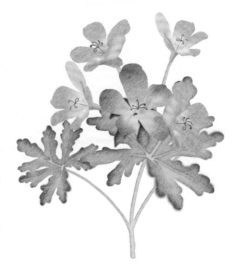

生理作用：	抗發炎、平衡肌膚、收斂作用、癒合傷口、抗沮喪、激勵、提振精神及管道阻塞不通的停滯問題。
心靈作用：	放下不安的情緒、平衡身心。
正向能量：	有效擺脫焦慮、沮喪，提振精神、展開行動力。

　　玫瑰天竺葵屬牻牛兒苗科天竺葵屬，原產非洲南部，整株外型像天竺葵，卻散發濃郁玫瑰香氣。適合熱帶和副熱帶生長，喜陽光、怕積水。目前世界重要產區，包括西南印度洋靠近馬達加斯加島留尼旺島、法國、西班牙、摩洛哥都有生產，培育出許多品種，品種繁多，花色、芳香各有特色，但仍以玫瑰氣味最受歡迎。目前 700 多種天竺葵家族中，可以提煉精油的玫瑰天竺葵與波旁天竺葵最受世人重視。本書介紹為玫瑰天竺葵。

　　古代歐洲人認為玫瑰天竺葵是一種可驅逐惡靈、避邪平安的植物，同時還有助於傷口收斂…等居家救急使用，因此常在自家院子裡種植。

💧 精油 ID

學名：*Pelargonium graveolens*
科名：牻牛兒苗科 Geraniaceae
氣味：濃厚藥草、薄荷、玫瑰香混合
萃取方式：蒸氣蒸餾法
萃取部位：花、葉片、全植物
產地：南非、地中海區、歐洲、俄國、埃及
基調（揮發性）：中調

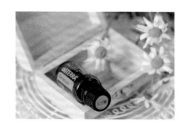

植物百科

牻牛兒苗科，多年生草本，高度很少超過 1 公尺。新莖肉質多汁，具蔓性，老莖變木質；新葉簇生於莖頂端，葉互生，葉柄比葉子長。掌狀葉近圓形，有 5 ～ 7 裂，表面分布細密絨毛，邊緣有不規則鋸齒狀，用手搓揉能聞到香氣；繖形花序，開粉紅色小花，5 片花瓣上有紫色脈紋，上方 2 片較大，雌蕊。也有重瓣品種，花色為紫紅、桃紅；花開後會結蒴果，成熟時，果瓣會捲曲裂開。

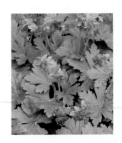

芳香照護系統	緩解症狀
皮膚照護 Skin care	老化肌膚、缺水性肌膚、毛孔粗大、暗沉、油性肌膚等全方位用油
循環系統 circulatory system	平衡循環系統、改善肥胖、改善肥胖紋（橘皮）
生殖系統 Reproductive system	泌尿道灼熱、搔癢或疼痛、荷爾蒙不平衡、經前症候群、痛經、更年期熱潮紅
情緒系統 Emotion system	沮喪、焦慮不安、缺乏行動力

速配精油　杜松漿果／佛手柑／羅馬洋甘菊／雪松／快樂鼠尾草／茉莉／薰衣草／檸檬／苦橙葉／玫瑰／檀香／依蘭

加值應用

玫瑰天竺葵純露

玫瑰天竺葵純露是最受歡迎的皮膚保養品，任何膚質皆可用，非常適合以 20cc 玫瑰天竺葵純露加 80cc 純水稀釋作為保濕噴霧，連續濕敷還可改善手肘、關節乾燥問題。對於曬傷、發紅的皮膚也有鎮靜效果，更年期熱潮紅也可以噴霧方式改善。將玫瑰天竺葵純露裝入噴瓶直接使用，滿滿悦人香氣，抒放好心情。純露與純水稀釋，濃度為 10 ～ 30%，甚至不稀釋，因應個人需要與產品廠商説明適度調整。

薑 (Ginger)

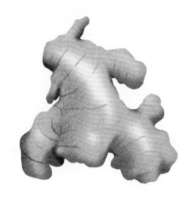

生理作用：	改善循環、止痛、抗氧化、調理腸胃、抗菌、殺菌、抗痙攣、改善便秘。
心靈作用：	改善冷漠、流動愛與熱情。
正向能量：	溫暖身心，重振精氣神。

　　性質乾熱的薑，具發汗、解熱的藥性，薑同時具醫藥和烹飪的用途，在中國漢醫中認為薑可以排除濕氣以及寒氣，使用後身體會發汗、解熱，風邪侵害就解除，是預防風寒最佳食療法。薑原產於亞洲的印度和中國，中世紀時藉由香料路線流傳到歐洲，再由西班牙人流傳到南美洲。

　　客家話有一個諺語和薑有關：「朝朝三片薑，餓死街頭賣藥方。」可見薑對健康有極大幫助。薑可促進循環，改善手腳冰冷，所以在坐月子時都可用薑的精油來改善。搭配薄荷精油，可緩解暈車的狀況，想減肥也可以使用薑精油。

💧 精油 ID

學名：*Zingiber officinale*
科名：薑科 Zingiberaceae
氣味：溫暖香甜帶辣的香料氣味
萃取方式：蒸氣蒸餾法
萃取部位：根部
產地：亞洲、印度、中國、斯里蘭卡
基調（揮發性）：中調

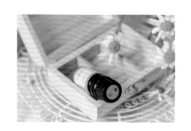

植物百科

薑科 Zingiberaceae，葉長披針形、互生，大塊根莖，頂端生淡黃色花。多年生草本，具芳香之地下塊莖。花序穗狀、總狀或圓錐狀，生於莖上或另由根莖生出。花兩性，兩側對稱，或具苞片；蒴果或漿果；種子具假種皮。

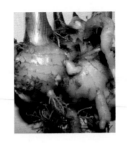

芳香照護系統	緩解症狀
皮膚照護 Skin care	頭皮屑、掉髮、肌膚凍瘡
肌肉關節 Muscle and joints	肌肉疲勞、痠痛、緊繃
呼吸系統 Respiratory system	鼻黏膜發炎、流鼻水、咳嗽、喉嚨痛
消化系統 Digestive system	消化不良、腸胃脹氣、食慾不振
神經系統 Nervous system	精神衰弱、能量耗竭
免疫系統 Immune system	感冒、流感、感染
心血管 / 循環系統 circulatory system	四肢冰冷、促進循環
情緒系統 Emotion system	冷漠；缺乏行動力

速配精油 大西洋雪松／迷迭香／尤加利／薄荷／甜橙／檸檬／乳香／茶樹

注意事項
● 有些許過敏性及輕微光敏性，建議稀釋成低濃度使用。
● 不宜直接塗抹在皮膚上或搓揉，應與植物油稀釋使用。

葡萄柚 (Grapefruit)

生理作用：	促進淋巴循環、紓解水份滯留問題、淨化體質、利尿、提振精神；紓緩長期倦怠感。
心靈作用：	拋除沮喪，清新舒爽、樂觀面對一切紛擾。
正向能量：	掃去陰霾、滋養能量。

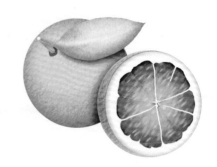

　　葡萄柚是甜橙與柚類的天然雜交種，1750 年在西印度群島巴巴多斯（Barbados）發現，所以又有「巴巴多斯的七大奇蹟」（Seven Wonders of Barbados）之稱。後來，由雪達（Shaddock）船長引進美國，因此也稱為「雪達果」，直到 1830 年，《虎克植物學雜集》第一期出刊，葡萄柚拉丁學名確定，植物學家將它歸為芸香科柑橘屬植物的新種。

　　美國佛羅里達州和煦的陽光與充沛的雨水讓葡萄柚生長良好，結出甜美多汁的果實，慢慢變成經濟作物，並跨足世界，成為芸香科家族廣受歡迎的代表。而台灣則在日據時代自夏威夷引進栽種，台南、嘉義、雲林、南投縣等山區為主要產地，和提煉精油的葡萄柚為同一家族；但不同種名。

精油 ID

學名：*Citrus paradisi*
科名：芸香科 Rutaceae
氣味：清新甜美的柑橘香
萃取方式：冷壓
萃取部位：果皮
產地：西印度群島巴巴多斯、亞洲、美國
基調（揮發性）：前調

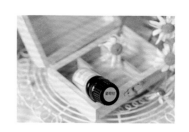

植物百科

葡萄柚是芸香科 (Rutaceae) 很普遍的果樹,廣泛栽植於全球,約 160 個屬 1600 種,葉片富含精油。大多為常綠喬木或灌木;具複葉或葉柄有葉翼,無托葉;花序具多種類型,萼片 4〜5 枚;花瓣 4〜5 枚;雄蕊與花瓣同數或為 2 倍,數目不一定。果實多,且多半有芳香腺體。

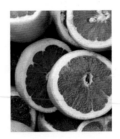

芳香照護系統	緩解症狀
皮膚照護 Skin care	油性皮膚、青春痘、暗沉
循環系統 circulatory system	激勵淋巴循環、利尿、減少水份滯留、改善肥胖、橘皮組織及下肢水腫
神經系統 Nervous system	慢性疲勞、時差、晨間倦怠、冬天憂鬱
免疫系統 Immune system	激勵免疫系統、減少感冒及病毒威脅
情緒系統 Emotion system	焦慮、沮喪、負面情緒

 速配精油 熱帶羅勒／佛手柑／大西洋雪松／甜茴香／乳香／薑／杜松漿果／薰衣草／甜橙／依蘭／迷迭香

 注意事項 ● 葡萄柚具光敏性,使用後要避免日曬。

杜松漿果 (Juniper Berry)

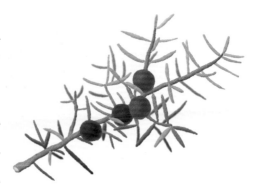

生理作用：利尿、排毒、淨化、抗菌、抗
　　　　　痙攣、祛腸胃脹氣、促進血液
　　　　　循環、兼具鎮定及激勵效果
　　　　　（依濃度具不同效果）。

心靈作用：減輕壓力，激勵心靈。

正向能量：掃除晦暗心靈，重拾光彩。

　　杜松英文名稱「Juniper」在拉丁語的意思就是「Young berry」，換言之，它被視為有返老還童寓意的生命之樹，能有效掃除心靈和身體的廢物，重拾青春光采。

　　杜松是小灌木，它所結的漿果稱為杜松子，以它加上多種香料調味釀製的酒，被稱為杜松子酒，又稱琴酒（gin，中國稱金酒），自古時就是利尿、健胃的酒。其語源來自拉丁文 juniores，意思是經常結新果實的樹。

　　杜松提煉精油的方式有兩種：一種是從漿果提煉，又稱杜松子（或杜松漿果）精油；另一種則從枝幹和樹葉提煉，即杜松精油。前者效果較理想，功能也較多元，主要有排毒、淨化效果。

🌢 精油 ID

學名：*Juniperus communis L*
科名：柏科 Cupressaceae
氣味：乾淨、清新，略帶松針樹香
萃取方式：蒸氣蒸餾法
萃取部位：漿果
產地：西伯利亞、法國、巴爾幹半島、亞洲、北非
基調（揮發性）：中調

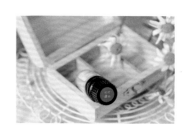

植物百科

杜松是柏科 (Cupressaceae) 植物，又稱刺柏，品種繁多，幾乎都耐寒、耐熱、耐旱、耐修剪，少有病蟲害，壽命長又容易栽植，常被種植在庭園中做為觀賞樹，或在道路兩旁做為綠化之用。杜松漿果為杜松類植物的果實，常見的杜松學名為 Juniperus communis 是一種灌木，葉為針狀，三片輪生，紫色肉質毬果狀似漿果。

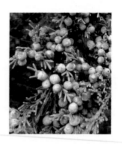

芳香照護系統	緩解症狀
皮膚照護 Skin care	粉刺、毛孔粗大、油性肌膚、頭皮屑、皮膚炎
肌肉關節 Muscle and joints	肩頸僵硬、肌肉痠痛、關節疼痛
消化系統 Digestive system	消化不良、胃腸脹氣下肢水腫
心血管 / 循環系統 circulatory system	下肢水腫、肥胖紋
泌尿生殖系統 Genitourinary system	泌尿感染、排尿少的困擾
情緒系統 Emotion system	負面情緒、自怨自艾

速配精油 佛手柑／絲柏／甜茴香／乳香／葡萄柚／甜橙／薰衣草／檸檬／迷迭香

注意事項 ● 杜松漿果具利尿效果，嚴重腎臟病患者不宜使用。

加值應用 **杜松漿果純露**

杜松漿果純露 30 cc 加入於水中做足浴，可以促進循環及舒緩體內水分滯留。將 30cc 杜松漿果純露加純水 70cc 稀釋，濕敷關節，處理關節炎症狀以及肩頸僵硬、肌肉痠痛也頗適合，此外，取 5cc 杜松漿果純露加入礦泥，適合油性膚質或有粉刺的肌膚做臉部泥敷使用。將杜松漿果做成噴霧，噴灑在空間中，有提升能量、淨化氣場的效果。 純露與純水稀釋，濃度為 10 ～ 30%，甚至不稀釋，因應個人需要與產品廠商説明適度調整。

真正薰衣草 (Lavender, True)

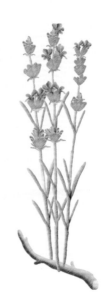

生理作用：	止痛、抗菌、抗病毒、抗感染、淨化心靈、降低血壓、放鬆、靜定。
心靈作用：	滋養心靈，補足能量，邁向自我目標。
正向能量：	拋開孤寂，沐浴在母親慈愛的氛圍裡。

　　二十世紀，科學家蓋提福斯（R.H.Gattefosse）意外將燒傷的手放進薰衣草精油中，竟快速痊癒，於是展開研究，發現它的療效。在第一次世界大戰資源短少，抗生素缺乏時，有軍醫用薰衣草對抗發炎，留下成功案例。

　　目前薰衣草屬有 24 種，分為 4 大類，除了真正薰衣草外，還有醒目薰衣草（*Lavandula intermedia*）、穗花薰衣草（*Lavandula latifolia*）、頭狀薰衣草（*Lavandula stochas*）。真正薰衣草原產於地中海西部，生長於高度 1000 公尺左右地區的薰衣草，主產地在西班牙庇里牛斯山山區。過去芳療師偏愛真正薰衣草，認為其他薰衣草精油是濫竽充數。如今觀念改變，大家開始領會每一種薰衣草的妙處，並善用它們。薰衣草精油尤其對失眠、經痛、全方位肌膚照護以及平靜身心非常有效。

🌢 精油 ID

學名：*Lavendula angustifolia*
科名：唇形科 Lamiaceae
氣味：細緻的香甜氣味
萃取方式：蒸氣蒸餾法
萃取部位：花朵
產地：地中海、法國、英國
基調（揮發性）：中調

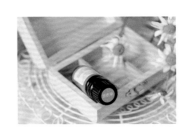

種類	真正薰衣草	醒目薰衣草	穗花薰衣草	頭狀薰衣草
英文名	Lavender,True	Lavandin	Lavender,Spike	Lavender,French
學名	*Lavandula angustifolia*	*Lavandula X intermedia*	*Lavandula latifolia*	*Lavandula stochas*
外形	矮小、 花色較不明顯	三叉枝幹、 花朵是豔紫色	三叉枝型、 羽狀寬葉	獨特的 鳳梨頭花形
作用	● 鎮定、抗痙攣 ● 消炎止痛 ● 平衡神經系統 ● 解壓舒眠	● 鎮定、抗痙攣 ● 平衡神經系統 ● 紓緩脹氣 ● 舒緩呼吸道感染 ● 含有龍腦成分，具清涼作用	● 止咳化痰 ● 紓緩疼痛 ● 激勵呼吸、消化、免疫系統 ● 含有樟腦成分，蠶豆症謹慎使用	● 促進皮膚再生 ● 助傷口癒合 ● 化痰消炎 ● 具單萜酮成分，謹慎使用

芳香照護系統	緩解症狀
皮膚照護 Skin care	燙傷、油性肌膚、老化肌膚、修復疤痕、曬傷、蚊蟲叮咬等全方位呵護
肌肉關節 Muscle and joints	肩膀僵硬、肌肉痠痛、關節疼痛
神經系統 Nervous system	失眠、沮喪、憂鬱、緊張不安
循環系統 Circulation system	高血壓、心悸
免疫系統 Immune system	發燒、牙齦發炎、感冒、過敏
呼吸系統 Respiratory system	抗菌、抗病毒、淨化呼吸道
泌尿生殖系統 Genitourinary system	尿道發炎、月經疼痛、更年期不適
情緒系統 Emotion system	思慮過度、神經緊繃、缺乏安全感

 速配精油　佛手柑／檸檬／甜橙／迷迭香／快樂鼠尾草／德國洋甘菊／依蘭／杜松漿果／葡萄柚／甜茴香

 加值應用　**真正薰衣草純露**

將薰衣草純露 20cc 加入純水 80cc 濕敷臉部，對受損的肌膚有修復效果，發炎、有暗瘡的膚質可獲得改善，若是肌膚曬傷可用於局部安撫曬後紅腫的皮膚，適量加入溫水中稀釋做芳香浴，有紓壓及舒眠效果，特別推薦給銀髮族解壓舒眠。純露與純水稀釋，濃度為 10 ～ 30%，甚至不稀釋，因應個人需要與產品廠商說明適度調整。

083

檸檬 (Lemon)

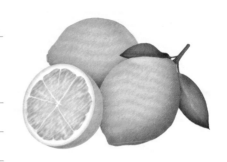

生理作用：	淨化排毒、，抗菌、抗病毒、抗黴菌、祛腸胃脹氣、利尿、提振精神、鎮定神經。
心靈作用：	淨化清新，激勵心靈。
正向能量：	洗滌負面情緒，充滿正能量。

　　十七、十八世紀的西班牙及葡萄牙等地就已發現檸檬可用於洗頭髮，幫助頭皮抗菌及除臭，且可作為口腔氣味芳香劑，甚至對抗瘧疾與傷寒。

　　檸檬種類很多，經冷壓法，自果皮中萃取精油，芸香料植物；果皮含有離破生腺囊。檸檬精油不論產量及用途都是果實類精油中最多的，因富含維生素 C、B，對皮膚上的斑點、細紋有改善作用，因此是皮膚美容聖品。對於改善消化系統問題也有幫助，可緩解腸胃脹氣；此外，還能淨化空氣、消除異味，常用於清潔用品中。

　　近年來日本九州的浦上克哉醫生近十年來以銀髮族為受試者，白天讓他們嗅吸檸檬、迷迭香精油，（晚上為薰衣草、甜橙），藉此改善記憶能力，由於效果卓著，使檸檬精油倍受矚目。

精油 ID

學名：*Citruslimon*
科名：芸香科 Rutaceae
氣味：清新果香
萃取方式：冷壓
萃取部位：果皮
產地：印度、亞洲、地中海地區、西班牙
基調（揮發性）：前調

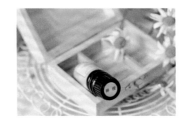

▌ 植物百科

芸香科 (Rutaceae) 柑橘屬，小型常綠喬木，可生長到 5 公尺左右，葉長橢圓形，全緣，花白色 5 瓣，雄蕊成筒狀排列，果實橢圓球狀隨後結出鮮黃果實。

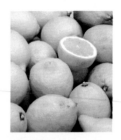

芳香照護系統	緩解症狀
皮膚照護 Skin care	膚色黯沉、毛孔粗大、油性膚質、傷口照護
循環系統 circulatory system	紓緩高心壓、心悸
神經系統 Nervous system	改善記憶力、清新思維
免疫系統 Immune system	免疫力低下、病毒感染
呼吸系統 Respiratory system	感冒、鼻塞、呼吸道不順暢
消化系統 Digestive system	消化不良、腸胃脹氣
泌尿生殖系統 Genitourinary system	抗菌、利尿
情緒系統 Emotion system	負面情緒、煩躁不安

速配精油 佛手柑／尤加利／甜茴香／乳香／薑／薰衣草／玫瑰／迷迭香／依蘭

注意事項
- 檸檬精油具光敏性，建議不要在白天用在肌膚，以免過敏、曬黑。
- 活性強，用於按摩，濃度需低於 1%。

檸檬香茅 (Lemongrass)

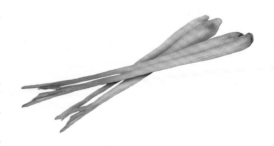

生理作用：	抗菌、抗感染、消脹氣、助消化、激勵循環、增加肌力、消除肌肉疼痛、舒緩精神耗弱。
心靈作用：	開拓心胸，邁向無限可能。
正向能量：	充滿元氣，增加行動力。

　　檸檬香茅又稱檸檬草，古印度人用它來治療傳染病和退燒，印度、斯里蘭卡、印尼、泰國、馬來西亞等地，常用它入菜，使用的部位多半是葉鞘和葉片抱合的莖部之處。中國少數民族傣族也用它入菜，可以藉由它疏經活絡的養生功能。

　　檸檬香茅是有效的殺菌劑，從古時候就被廣泛運用於清潔、消毒上，不僅可去除鞋子、衣服、櫥櫃裡的異味，若將曬乾的葉子拿來焚燒還能提神。東南亞一帶的居民用它驅除蚊蟲，也將它種在田裡驅趕害蟲。

　　至今，檸檬香茅除提煉精油外，還常被用來製造防蚊液、沐浴清潔劑、薰香蠟燭等。現代芳療中將檸檬香茅視為四肢用油，它可以促進肌肉結締組織，增加肌力緊實，可以緩解爬山、或經常打電腦導致的手臂或肩頸的肌肉痠痛。

💧 精油 ID

學名：*Cymbopogon citratus*
科名：禾本科 Poaceae
氣味：檸檬醛的芳香味道
萃取方式：蒸餾
萃取部位：全株藥草
產地：亞洲、西印度群島、東印度群島、尼泊爾
基調（揮發性）：前調

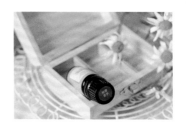

植物百科

檸檬香茅是禾本科 (Poaceae) 香茅屬常綠草本植物,植物形有
點像茅草。高約 1 ~ 2 公尺,莖是圓柱狀略微扁平,淡綠色,
基部帶紫紅色;節和節之間中空,單葉叢生,線狀葉從根部
長出,和葉鞘一同抱合莖部;葉子直挺,寬約 1 公分,長度
有 60 ~ 150 公分;葉質粗糙,葉面顏色帶灰白,葉緣會割傷
皮膚;圓錐花序,很少抽穗開花,繁殖多半用分株法。

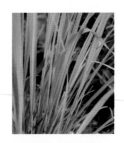

芳香照護系統	緩解症狀
皮膚照護 Skin care	油性肌膚、痘痘、蚊蟲叮咬
循環系統 circulatory system	肩頸痠痛、運動後肌肉疲乏無力
神經系統 Nervous system	精疲力竭、情緒低潮
免疫系統 Immune system	發燒、流感、體力耗弱引起免疫力差
呼吸系統 Respiratory system	喉嚨發炎、呼吸道發炎
消化系統 Digestive system	缺乏食慾、消化不良
情緒系統 Emotion system	容易沮喪、缺乏行動力

速配精油 羅勒／佛手柑／茶樹／薰衣草／檸檬／橙花／迷迭香／苦橙葉

注意事項 ● 檸檬香茅精油含檸檬醛,對肌膚具刺激性,必須經植物油調油稀釋再用,以免刺激皮膚。

甜馬鬱蘭 (Marjoram sweet)

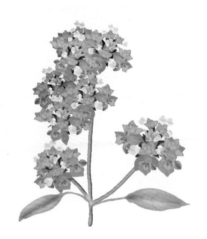

生理作用：	止痛、舒眠、抗痙攣、放鬆、平靜、血管舒張、促進循環、降低血壓、調節生理週期、舒緩經期不適。
心靈作用：	舒緩焦慮和壓力，甚至深層的心理創傷，釋然面對一切。
正向能量：	拋開焦慮，撫慰身心。

　　古希臘人將馬鬱蘭視為解毒劑，在很多藥草或香水中都加了它，不僅可解蛇毒、提升免疫力、消除體內多餘水份，促進身體健康。在他們心目中，馬鬱蘭是幸運的象徵，常被贈送給新婚夫妻。有人過世時，也會在墳地四周種植許多這種植物，讓馬鬱蘭帶給離開肉體的靈魂平靜。

　　中古世紀的仕女常佩帶馬鬱蘭，英國人的庭院也喜歡種植成簇的馬鬱蘭，好欣賞它隨風搖曳的韻致。如今，希臘人、義大利人仍常以馬鬱蘭入菜，德國人製作香腸時也會用到它。馬鬱蘭品種很多，包括甜馬鬱蘭、野馬鬱蘭、快樂馬鬱蘭、盆栽馬鬱蘭等，但常用來提煉精油的是甜馬鬱蘭和野馬鬱蘭（0riganum vulgare），又稱牛至精油，此二者較為普遍。

💧 精油 ID

學名：*Origanum majorana*
科名：唇形科 Lamiaceae
氣味：溫暖清新，淡淡胡椒味
萃取方式：蒸氣蒸餾法
萃取部位：全株藥草（花朵／葉片）
產地：西班牙、法國、地中海地區、北非
基調（揮發性）：中調

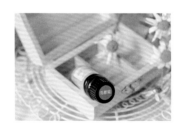

植物百科

唇形科（Lamiaceae）牛至屬，兩年生或多年生草本植物，高度約 30 ～ 60 公分，植株大多成簇生長，喜歡溫暖氣候，不耐寒。挺直的莖顏色偏紅，長有細細的絨毛，樹形嬌美，常被種植在庭院或盆栽中。葉片形狀寬橢圓，顏色灰綠，葉端微尖。葉片常被乾燥做為香料。纖型花序，生長在莖的頂端，開白色、紅色或淡紫色的花，帶有香氣。

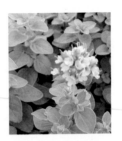

芳香照護系統	緩解症狀
皮膚照護 Skin care	皮膚出油、毛孔阻塞、瘀傷
肌肉關節 Muscle and joints	肌肉痠痛、關節疼痛
循環系統 circulatory system	循環系統不佳造成手腳冰冷
神經系統 Nervous system	失眠、焦慮、偏頭痛
消化系統 Digestive system	消化不良、便秘
生殖系統 Reproductive system	經痛、經前症候群
情緒系統 Emotion system	憂慮、悲傷、寂寞、孤單

速配精油 佛手柑／羅馬洋甘菊／杜松漿果／甜茴香／桉油醇迷迭香／真正薰衣草／檀香／快樂鼠尾草／大馬士革玫瑰／乳香／甜橙

甜橙 (Orange Sweet)

生理作用： 改善胃部脹氣、消化問題、有效緩解肌肉疼痛、可抗菌、抗痙攣、抗病毒、抗痙攣，降低血壓，改善肥胖。

心靈作用： 儲備能量，開拓新視野。

正向能量： 紓解累崩情緒，提振喜樂情緒。

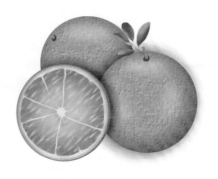

　　古羅馬人運用甜橙治療宿醉以及消化不良，因為內含豐富維生素 C，對預防感冒、平衡膚質等都有幫助。西元 1000 年，甜橙被傳進西西里島，又歷經 340 年，終於傳進威尼斯，當時在西方國家引起一片譁然 驚喜，有人甚至不願相信世上有如此特別的水果。如今，美國加州是甜橙最大產地。中醫使用乾燥的橙皮舒緩咳嗽、感冒症狀；清朝康熙年間，先民將甜橙、柑橘等樹苗引進台灣，成為深受歡迎的本島水果。長期以來，甜橙一直被運用在生活中，用來製造香水、面膜、沐浴用品、護唇膏，或是直接用於烹飪和製作點心。近年來，日本九州的醫師浦上克哉，將薰衣草與甜橙，作為預防失智的夜間芳香配方，成效卓著，獲得極大迴響。

🫧 精油 ID

學名： *Citrus sinensis*
科名： 芸香科 Rutaceae
氣味： 清新、清澄而甜美
萃取方式： 冷壓
萃取部位： 果皮
產地： 中國、印度、義大利、法國、美國
基調（揮發性）： 前調

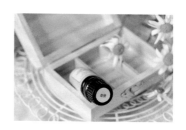

植物百科

芸香科（Rutaceae）柑橘屬，多年生常綠喬木，高度約 3 ～ 6 公尺。樹冠較圓，枝條分散；橢圓形的葉片尾端略尖，全緣，有葉翼，濃綠色葉片質地厚實，有清香；白色的花，單生或對生，有 5 枚瓣片，花開時滿樹濃郁；有 4 ～ 5 裂萼片，雄蕊呈筒狀排列；花開後結球形柑果，有甜香；果皮由外果皮、中果皮組成，果皮上有油點，內果皮形成果瓣，果瓣裡有種子和肉囊，種子有多胚性。

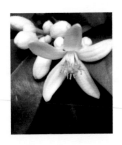

芳香照護系統	緩解症狀
皮膚照護 Skin care	皮膚乾燥、老化、暗沉
肌肉關節 Muscle and joints	肌肉痠痛
心血管／循環系統 circulatory system	降低血壓、改善肥胖、改善水腫
神經系統 Nervous system	神經緊張、記性不佳
消化系統 Digestive system	胃脹氣、便祕、腹瀉
情緒系統 Emotion system	壓力、缺乏活力、筋疲力竭

速配精油 橙花／薰衣草／佛手柑／肉桂／快樂鼠尾草／乳香／絲柏／苦橙葉／檀香／依蘭

注意事項 ● 甜橙精油會引起光敏反應，使用後要避免日曬，尤其皮膚過敏的人要小心避免刺激。

薄荷 (Peppermint)

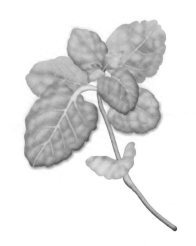

生理作用：	改善肌肉緊繃和疼痛，亦能做為發燒、鼻塞的救急良方，紓緩曬傷；熱潮紅；皮膚癢，同時幫助消化、清新口氣。
心靈作用：	可安撫忙亂、釐清紛擾不安的狀態、提振情緒、聚焦心神。
正向能量：	提神醒腦，認清方向，提振能量面對挑戰。

　　歐薄荷又稱胡椒薄荷，是綠薄荷和水薄荷自然雜交的後代，適應力強、繁殖快速。而綠薄荷的葉子較窄較皺，也能提煉精油。

　　薄荷的學名「Mentha」和智力「mental」有相同的字根，意味著古人認為這兩者有密切關係。顯見薄荷醒腦的功能，老祖先很早就知道了。古羅馬人和希臘人在酒宴尾聲，會送薄荷給在場所有賓客，用來醒腦。遠古埃及時代，薄荷是祭神的植物；古埃及人和猶太人用薄荷清潔教堂；古希臘人則將它掛在醫院病床旁。人們認為，薄荷不僅讓人聞了心情愉悅，也有潔淨空氣和磁場的效果。

💧 精油 ID

學名：*Mentha piperita*
科名：唇形科 Lamiaceae
氣味：清新的薄荷味
萃取方式：蒸氣蒸餾法
萃取部位：葉片
產地：地中海地區、歐洲、美國
基調（揮發性）：前調

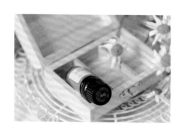

植物百科

唇形科 Lamiaceae 薄荷屬，多年生草本植物，高約 30 ～ 60 公分。整株散發清涼芳香，莖有匍匐性，常裸露出地表；單葉，通常十字對生，橢圓形的葉，長約 4 ～ 9 公分，葉片顏色特別綠，葉脈帶著淡紅色，顯得格外明顯。葉緣有鋸齒，有短毛；淡紫色小花，有 4 片花瓣、5 個萼片，通常有 2 唇。花朵輪生於花莖之上，形成一長串花序；會結 4 個小堅果，但雜交種不能以種子繁殖後代。

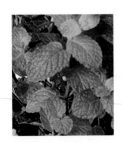

芳香照護系統	緩解症狀
皮膚照護 Skin care	鼻頭粉刺、毛孔粗大、皮膚油光、曬傷、蚊蟲叮咬引起的痛或癢、熱潮紅
肌肉關節 Muscle and joints	肌肉緊繃、疼痛、肌肉痠痛
神經系統 Nervous system	神經痛、頭痛、偏頭痛、注意力不集中
消化系統 Digestive system	消化不良、腸胃脹氣、食慾不振、噁心、暈車
呼吸系統 Respiratory system	感冒鼻塞、呼吸不順暢、鼻黏膜發炎
情緒系統 Emotion system	壓力、缺乏活力平緩怒氣、平緩歇斯底里、滋養身心靈、容易沮喪

速配精油 尤加利／大西洋雪松／薰衣草／羅馬洋甘菊／乳香／天竺葵／羅勒／佛手柑／絲柏／檸檬／馬鬱蘭／橙花

桉油醇迷迭香 (Rosemary,cineole)

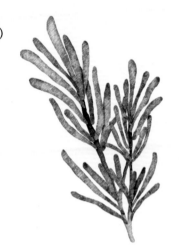

生理作用：	促進循環、利尿消腫、抗菌、抗痙攣、改善低血壓、改善頭皮屑、刺激毛髮生長、增強記憶力、改善呼吸道問題。
心靈作用：	改善嗜睡、強化心靈、清新腦力。
正向能量：	靈活心智、增強記憶力和創造力。

迷迭香原產於地中海沿岸，它有個美麗的名字叫「Rosemary」，其實是從拉丁文 ros 及 marinus 這兩個字而來，意思是「海洋之露」，因它生長在歐洲海邊而得名。

古埃及人把迷迭香帶進金字塔；古希臘人和古羅馬人認為迷迭香是神聖之草，能使生者安定、死者平和；中世紀摩爾人將它種在果園中驅逐害蟲；法國人在流行病盛行時，會在醫院焚燒迷迭香淨化空氣；中國《本草綱目》說它可健胃、發汗；義大利人對迷迭香情有獨鍾，在婚禮、葬禮上都用到它，還廣泛用於料理；歐洲人則相信把它種在院子可帶來好運，保佑全家健康。

💧 精油 ID

學名：*Rosmarinus officinalis*
科名：唇形科 Lamiaceae
氣味：濃厚的藥草味
萃取方式：蒸餾
萃取部位：全株藥草（花朵 / 葉片）
產地：地中海國家、法國、西班牙、義大利
基調（揮發性）：前調、中調

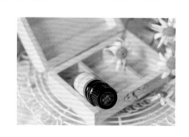

植物百科

唇形科多年生常綠灌木，枝條硬挺。主幹向上生長的直立型高約 1.5 公尺，枝條向旁邊生長的匍匐型，匍匐型高約 30 ～ 60 公分；葉對生，線形綠葉狹長，前端圓鈍，基部變窄，少有光澤，亦有黃斑葉品種，約 2 ～ 4 公分，寬不到 0.5 公分，葉片背面帶銀灰色，有細毛，葉緣反捲；花腋生，以匍匐型植株較易開花，有雪白、粉紅、淺紫、粉藍、藍等顏色；卵形堅果呈淺褐色，種子非常細小。

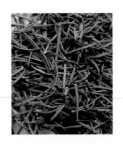

芳香照護系統	緩解症狀
皮膚照護 Skin care	改善掉髮、改善暗沉肌膚
肌肉關節 Muscle and joints	肌肉痠痛、背部疼痛、足底筋膜炎
循環系統 circulatory system	改善低血壓、改善四肢冰冷
呼吸系統 Respiratory system	咳嗽、呼吸道感染、鼻塞、過敏
生殖系統 Reproductive system	經期不規則、經前症候群
情緒系統 Emotion system	思維停滯、缺乏創造力、改善記憶力

速配精油　茶樹／大西洋雪松／乳香／佛手柑／薑／檸檬香茅／薰衣草／快樂鼠尾草／佛手柑／檸檬／羅勒／甜橙／薄荷

注意事項　● 孕婦、嬰兒、癲癇、高血壓、失眠患者不宜使用。

加值應用　**迷迭香純露**

迷迭香純露倒入噴瓶使用可淨化空氣，兼具提神醒腦的作用。以迷迭香純露 20cc 加入純水 80cc 稀釋，濕敷臉部可以清新腦力、局部加強在鼻翼兩側可舒緩 鼻塞。純露與純水稀釋，濃度為 10 ～ 30%，甚至不稀釋，因應個人需要與產品廠商說明適度調整。

檀香 (Sandalwood)

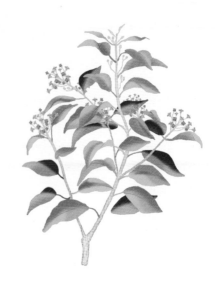

生理作用：	抗菌消炎、抗痙攣、化痰、促進淋巴及血液循環、激勵免疫系統、鎮定神經系統、緩和坐骨神經炎、平衡荷爾蒙分泌、放鬆壓力。
心靈作用：	緩和焦慮、連結本我、深層自我省思。
正向能量：	穩住自己的能量，提升信念。

　　檀香素有「香料之王」的美稱，其香氣不在樹皮，而在心材和根部。主要生長在印度南方、印尼帝汶群島和澳洲。檀香木大約 40 ～ 50 年才算成熟期，樹幹和根部會散發出濃郁的香氣。

　　當檀香木被砍伐來製作家具或雕刻藝術品時，鋸木廠會在剩餘的木材中，搜集小塊檀香木心材，切成碎片，送往精油提煉廠。精油提煉出來，還須經 6 個月保存才算完全熟成，香水、化妝品中都常用到它。檀香精油很適合在靜坐冥想場域或個人香水使用，男性朋友們增添紳士魅力的首選精油。精油提煉出來，還須經 6 個月保存才算完全熟成。檀香精油同時能活化人體所有細胞能量，有效抗發炎，保有人體健康本質。

💧 精油 ID

學名：*Santalum album*
科名：檀香科 Santalaceae
氣味：木質香氣
萃取方式：蒸氣蒸餾法
萃取部位：木心
產地：東印度、斯里蘭卡、澳洲
基調（揮發性）：基礎調

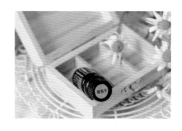

植物百科

檀香科檀香屬多年生常綠喬木，大約 6～9 公尺，有些品種
高達 12～15 公尺。枝條柔美，向上開展；有寄生根，屬於
半寄生樹，前 7 年的養份要靠其他植物供給；有短葉柄，革
質葉單葉對生，末端呈尖形，全緣，葉片正面深綠，背面較
淡；繖狀花序，但黃色小花會慢慢變紫黃色，雄雌蕊等長；
會結櫻桃核般大小的球形核果，成熟時呈深黑色，肉質多汁，
具有三稜，種子光滑無毛。

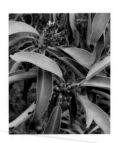

芳香照護系統	緩解症狀
皮膚照護 Skin care	皮膚乾燥、易敏感、舒緩脫皮、易乾裂肌膚
循環系統 circulatory system	改善循環不佳
神經系統 Nervous system	過度焦慮、失眠、釋放緊崩的情緒
免疫系統 Immune system	免疫力下降
呼吸系統 Respiratory system	乾咳、喉嚨感染不適
生殖系統 Reproductive system	性冷感、荷爾蒙分泌不平衡
情緒系統 Emotion system	紓解情緒壓力、解放自我設限 深入內心、淨化能量，審視內心的嚮望

速配精油　乳香／絲柏／薰衣草／玫瑰天竺葵／茉莉／檸檬／沒藥／大馬士革玫瑰／佛手柑／橙花／岩蘭草／依蘭

加值應用

檀香純露

檀香純露是非常優越的皮膚保養用品，有調整膚質及收斂效果，適合熟
齡肌膚用，可用檀香純露 10cc 加入純水 90cc 稀釋使用，濕敷方式改善
粉刺、酒糟皮膚、微血管破裂等皮膚問題，因為具有溫和消炎效果，男
士刮鬍後也可以使用。也可用檀香純露 10cc 加入溫水中進行臀浴，可
舒緩泌尿道發炎，具抗感染的功效；檀香純露 10cc 加入純水 90cc 倒入
噴瓶中使用，能淨化心靈、靜心調息。純露與純水稀釋，濃度為 10～
30% 或者不稀釋，依個人需要以及產品廠商說明適度調整。

茶樹 (Tea Tree)

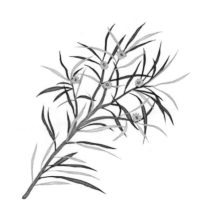

生理作用：	抗菌、抗病毒，抗黴菌、抗感染、激勵免疫系統、滋養神經系統、加速病情痊癒。
心靈作用：	開展胸懷、學習體諒。
正向能量：	越過恐懼和憂傷，面對他、處理他、放下它，舒坦過日子。

　　茶樹精油提煉自茶樹葉片，原產於澳洲，又有「澳洲茶樹」之稱，在澳洲是經濟作物。澳洲土著很早就懂得使用茶樹，用它治療叮咬的皮膚或傷口。十八世紀中葉，英國航海家詹姆斯・庫克船長首次發現澳洲，登陸後，澳洲土著曾用它的樹葉泡茶請庫克船長飲用，「Tea Tree」之名因此而來。它的種名「alternifolia」則是從拉丁文而來，「Alterni」原是交替的意思，而「folia」就是葉子，所以它也叫做「互葉白千層」。

　　茶樹精油可以幫助人以纖細思緒體諒、瞭解生命中碰到的挫折，然後面對、接受，並釋然放下。茶樹、乳香、薰衣草三種精油是皮膚照護的三寶，茶樹精油尤其適合有痘痘、粉刺，甚至頭皮屑、香港腳等困惱使用，對於不慎曬傷或燙傷也有很好的抗發炎的效果，是居家全方位急救精油的首選。

💧 精油 ID

學名：*Melaleuca alternifolia*
科名：桃金孃科 Myrtaceae
氣味：帶有清香氣味
萃取方式：蒸氣蒸餾 / 水蒸餾
萃取部位：葉片、枝
產地：澳洲
基調（揮發性）：中調、前調

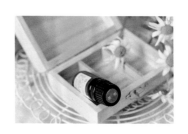

植物百科

桃金孃科白千層屬，多年生常綠灌木，高度約 2～3 公尺。枝幹挺直，容易木質化，枝條細長，會隨風搖擺，卻永遠屹立不倒。線形的葉片約 1～3.5 公分，葉緣光滑，看起來像茶的新芽，也像落羽松，有芳香的氣味；白色的花序像個瓶刷，花瓣只有 1 公分左右。大量雄蕊長在花萼筒上，植株度過幼年期之後才會開花；會結杯狀的蒴果，內有種子。

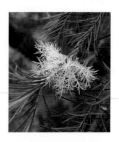

芳香照護系統	緩解症狀
皮膚照護 Skin care	發炎、香港腳、曬傷、燙傷、蚊蟲叮咬、皮膚癢
免疫系統 Immune system	病程漫長、體力耗弱、激勵免疫系統恢復體力、盡速康復。
呼吸系統 Respiratory system	鼻塞、呼吸道發炎、多痰
泌尿生殖系統 Genitourinary system	泌尿道感染、尿道炎
情緒系統 Emotion system	驚恐、慌亂、對人際衝突的退縮

速配精油 大西洋雪松／乳香／百里香／尤加利／檸檬／佛手柑／薰衣草／羅馬洋甘菊／牛至／絲柏／天竺葵／薑／甜橙／薄荷／迷迭香

岩蘭草 (Vetivert)

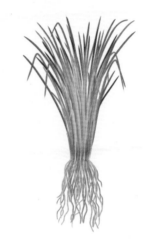

生理作用：	鎮定心神、放鬆情緒、舒壓解鬱、滋養神經系統、激勵循環系統、舒解疼痛、改善失眠。
心靈作用：	滋養心神，解除憂鬱之心。
正向能量：	滋養元氣，穩定心神，迎接挑戰。

　　岩蘭草自古被當成高貴而細緻的調香。在印度，岩蘭草稱為「Khas-khas」，意思就是「鎮靜之油」，因為它可以安撫驚惶失措的心情。很多印度人把岩蘭草的根磨成粉，放入縫製精美的香囊中，這樣在戶外活動時，就能驅除蚊蟲和蛾類。

　　精油是從根部提煉而來，能產出的精油量很少，且根齡愈老，提煉出的精油品質愈佳；因為根部與大地連結，所以帶有百毒不侵的能量，尤其野生種提煉的精油，效果尤其出色。初學芳療的人或許不喜歡岩蘭草精油的氣味，但它具有定心效果，考試前用，可化解緊張情緒，出入瘴癘之地時使用，則彷彿有金鐘罩防護；此外，它和薰衣草、羅馬洋甘菊、甜馬鬱蘭一樣，有不錯的舒眠效果。

💧 精油 ID

學名：*Vetiveria zizanoides*
科名：禾本科 Poaceae，Gramineae
氣味：淡淡煙燻味混合泥土香
萃取方式：蒸氣蒸餾法
萃取部位：根部
產地：海地、爪哇、印度、印尼
基調（揮發性）：基礎調

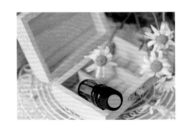

▌植物百科

禾本科岩蘭草屬多年生草本植物，約 1.2 ～ 1.5 公尺高，整叢
寬度也差不多，莖很硬。植株根部形同密網，抓地很深，可
達 2 ～ 4 公尺，整株植物包括根部都會散發香氣；葉片是狹
長的劍型，亮綠色，行光合作用能力很強；從最頂端 10 公分
處會彎折下來，最後變成褐色帶著捲曲。秋天時，葉子會變
成帶紫的銅綠色；幾乎不會開花，無法結子，須行無性生殖。

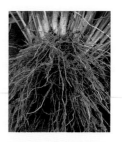

芳香照護系統	緩解症狀
皮膚照護 Skin care	改善膚色黯沉、修護疤痕
肌肉關節 Muscle and joints	肌肉痠痛、關節僵硬
循環系統 circulatory system	血液循環不良，舒暢血液、促進循環
情緒系統 Emotion system	缺乏安全感、嚴重失眠、精神耗弱、調理中樞神經系統，能夠紓緩焦慮及心因性人體系統失調

速配精油　玫瑰／甜橙／廣藿香／乳香／天竺葵／葡萄柚／茉莉／檸檬／薰衣草／依蘭

依蘭 (Ylang Ylang)

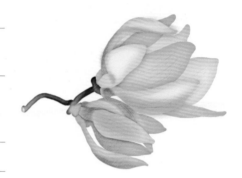

生理作用：	抗沮喪、放鬆情緒；鎮定心神，降低血壓；紓緩心悸。
心靈作用：	1. 可以紓解憤怒、焦慮、震驚、恐慌…等情緒。 2. 平衡並且調理自律神經系統。
正向能量：	溫暖滋養心靈，歡愉悅己。

　　依蘭又稱香水樹，花香極為特殊，有人喜歡，有人不愛，由於氣味濃郁，因此調香時，濃度必須調低。印尼人會在新婚夫妻床上放依蘭花，增添浪漫氛圍，依蘭精油則可作為兩性用油使用。用於皮膚照護，則適合頭皮護理以及滋潤、使秀髮柔亮。若搭配佛手柑、薰衣草，則可緩解心悸與高血壓。

 精油 ID

學名：*Cananga odorata*
科名：番荔枝科 Annonaceae
氣味：甜美花香
萃取方式：蒸氣蒸餾法
萃取部位：花朵
產地：東南亞、爪哇、菲律賓、馬達加斯加、印尼
基調（揮發性）：中調、基礎調

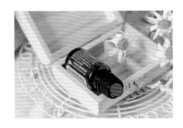

植物百科

腋生，花瓣纖細瘦長，呈捲曲下垂狀，有 6 片花瓣，剛開花時是淡綠色，快凋謝時變成黃色，花香變得更甜美。

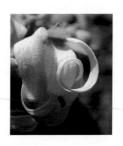

芳香照護系統	緩解症狀
皮膚照護 Skin care	頭髮缺乏光澤，頭皮乾癢，肌膚偏油；偏乾（有改善平衡皮脂分泌，能有效調理偏油性或偏乾性肌膚）
循環系統 circulatory system	改善高血壓、心悸
神經系統 Nervous system	失眠、壓力太大、情緒緊崩
泌尿生殖系統 Genitourinary system	改善兩性關系、性冷感、關係疏離
循環系統 circulatory system	恐懼、震驚、焦慮、恐慌、憤怒、缺乏自信，缺乏安全感

速配精油 玫瑰／甜橙／廣藿香／佛手柑／葡萄柚／茉莉／薰衣草／檸檬／橙花／檀香

注意事項 ● 香味濃郁，調油時須注意低濃度使用。有些人如果取用依蘭純精油嗅吸，會有頭暈及嘔吐感，建議調油稀釋使用。

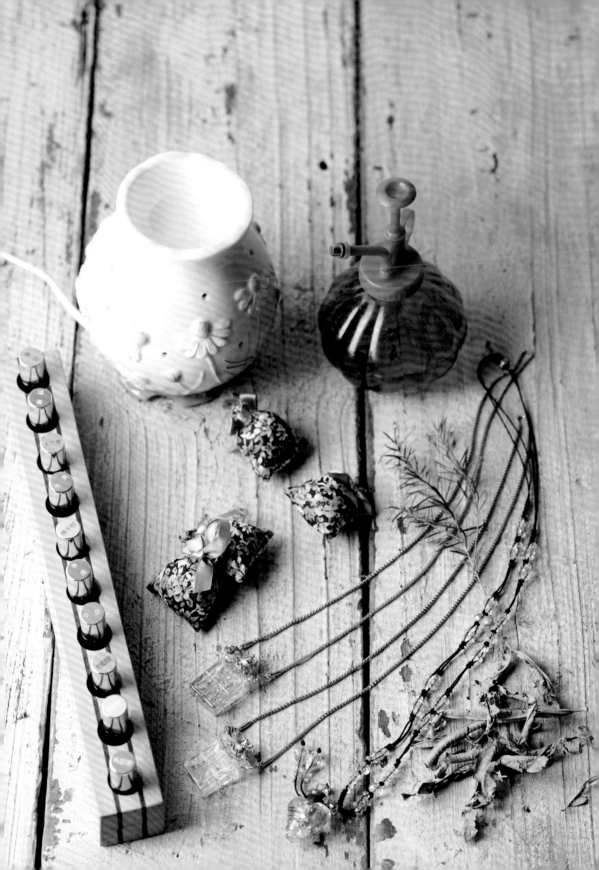

CHAPTER
4

簡單易懂 8 種植物油
（基底油）

由於精油是高濃度萃取物，不論透過塗抹或按摩方式經皮膚吸收，都需要
有介質 (Media) 混合調勻芳療中常用的介質就是植物油，又稱為基底油或基礎油。

植物油是精油的最佳介質

運用植物油塗抹、按摩，可以追溯到已經有三千年以上歷史，源自印度南部的阿育吠陀（Ayurveda）的按摩。它是運用溫熱的芝麻油，自眉心到頭部，不斷滴油，達到身心淨化的效果。用芝麻油的原因，是因其親水性，淨化效果好。在台灣早期醫療不發達的時候，接生婆也會用傳統、食用的芝麻油為嬰兒斷臍。

由於芳療用的植物油它本身富含豐富脂肪酸，其中大家熟知對人體有益的脂肪酸，包括可以舒緩過敏、影響神經和免疫系統，屬於 Omega-3 的 α-次亞麻油酸（ALA）及形成正常細胞膜脂質重要關鍵，屬於 Omega-6 的 γ-亞麻油酸（GLA）。除此之外，植物油還富含維生素 A、D、E、K 及礦物質、卵磷脂等。因此，即使具滋潤、隔絕水分效果的嬰兒油也可以做為介質，但它屬於礦物油，缺乏植物油

上述成分，無法將精油的活性百分之百發揮，因此在芳香療法中的最佳介質，依然是植物油。

許多初學者會問，市售植物油是否可以用於芳香療法中。一般而言，在芳療中使用的植物油，都是用低溫（70℃以下）冷壓榨取，與食用的植物油取得方式有差異，較能保有植物的精華。

植物油的挑選原則

植物油與精油搭配時，可依芳療師的經驗，同時用幾種不同的植物油來調配。至於挑選的原則，可以依季節、使用部位、氣味、功能性與成分的不同來搭配。

1 季節

選擇基礎油往往與季節及使用對象與其預期的效果有關，即使調配相同配方的精油，夏天可選輕質不油膩的植物油搭配，冬天則可選用較滋潤的油。常用的荷荷芭油、芝麻油、甜杏仁油等，多半是液態，但有些植物油在冬天氣溫低

時，則會凝結成固態，例如椰子油、酪梨油。

2 部位

在芳療運用上，還會依據精油使用在身體的哪個部位而選用不同的植物油。例如為解決青春痘問題，會用榛果油。若要用於頭部按摩，則可用椰子油、荷荷葩油。用於身體按摩，則可挑選荷荷葩油、甜杏仁油、小麥胚芽油、葵花籽油等。

3 氣味

若想彰顯精油的香氣，發揮精油的最大效果，建議選擇無色無味，清爽，不油膩的油，例如分餾椰子油。

4 功能性

另一項選擇植物油的根據，則是按照功能性來選擇，例如想達到淨化排毒的效果，可選用芝麻油與杜松漿果、雪松等精油調配，塗抹於全身，藉此達到效果。

5 成分

植物油與精油的搭配，脂肪酸含量也是考慮重點。脂肪酸是建構身體的必要成分，有些脂肪酸，人體並不能自行製造，必須透過飲食攝取，稱為必需脂肪酸，簡稱EFAs（essential fatty acids），也有人稱為維生素 F。必需脂肪酸是建構細胞的重要成分，一旦缺乏，身體健康就容易出問題。

植物油的保存方式

- 建議使用深色玻璃瓶盛裝。
- 須放置在陰暗、乾燥、室溫變化小的地方。（月見草油、琉璃苣油建議放置冰箱冷藏）
- 請遠離熱源、陽光和家庭用藥。
- 最佳保存期限為12個月
- 有些植物油含天然植物蠟，所以冬天呈固態，使用前隔水加熱就會溶化成液體可以安心使用。

{ 1. 月見草 }
Evening Primrose Oil

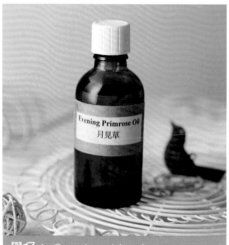

學名： *Oenothera biennis*
來源： 萃取自月見草種籽
成分： 富含亞麻油酸、γ-次亞麻油酸、維生素 B6、C、E、鎂、鋅

　　月見草油可與其它植物油混合使用，含豐富的亞麻油酸，其中 γ-次亞麻油酸對舒緩經痛、經前症候群的不適非常有效。也可保持肌膚、頭髮、指甲健康，對改善濕疹、異位性皮膚炎有效。常添加在抗老、除疤、保養品中，如身體乳液、護手霜、潤髮乳、除疤藥膏等，有助於皮膚保濕、恢復彈性。

⬤ **特別推薦：** 建議與其他植物油調配，適合乾性、成熟膚質、有輕度問題（如濕疹、異位性皮膚炎）的肌膚使用和身體局部按摩使用。

{ 2. 葡萄籽油 }
Grapeseed Oil

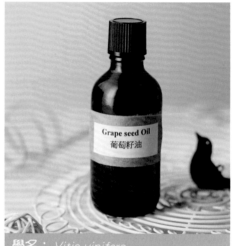

學名： *Vitis vinifera*
來源： 萃取自葡萄種籽
成分： 維生素 E、礦物質、亞麻油酸、原花色素

　　葡萄籽油穩定性高，含豐富維生素 E、能滋養、保護肌膚；預防黑色素沉澱，作為按摩植物油，效果卓著，且價格親民。

　　用於芳療的葡萄籽油，和一般食用的葡萄籽油不同，多半以低於 70℃ 的溫度萃取而來。

⬤ **特別推薦：** 輕質不油膩，適合作為臉部、身體按摩基礎油。

{ 3. 榛果油 }
Hazelnut oil

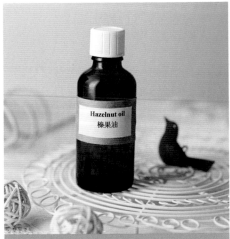

學名： *Corylus avellana*
來源： 萃取自榛果樹的果實
成分： 富含油酸、維生素 A、B、E、
蛋白質、礦物質

　　具有收斂功效，但油脂能有效滲透肌膚，所以使用起來感覺很清爽不油膩。

　　可改善青春痘，幫助平衡皮脂分泌有效控油。常添加在柔潤、修護、化妝品中，如身體乳液、防曬油、護手霜、護髮霜、口紅等。

● **特別推薦**：適合油性，改善粉刺、紓緩青春痘或混合性皮膚。

{ 4. 荷荷葩油 }
Jojoba Oil

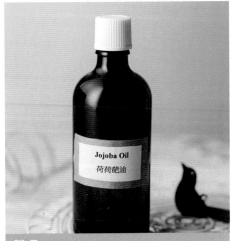

學名： *Simmondsia chinensis*
來源： 萃取自荷荷葩豆
成分： 富含維生素 D、脂肪酸、礦物質等

　　荷荷葩油是一種蠟油，可與其它植物油混合使用，適合臉部保養及全身按摩。因為它的成份與皮膚的皮脂腺幾乎相同，具有良好的滲透性與穩定性，可以平衡皮脂，具抗氧化作用，對維持皮膚含水量、預防皺紋，柔化肌膚，改善皮膚龜裂、凍傷等情形有效，也有極佳滋潤效果，可預防頭髮分叉，讓頭髮烏黑、柔亮，搭配其他精油使用，可處理青春痘、皮膚控油的問題。

● **特別推薦**：適合各種膚質的臉部保養與全身按摩。

{ 5. 椰子油 }
Coconut Oil

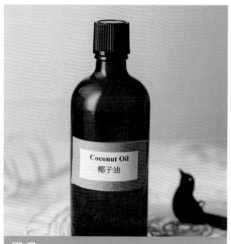

學名： *Cocos nucifera*
來源： 冷壓椰殼內果肉
成分： 富含飽和脂肪酸，特別是月桂酸和肉豆蔻酸。

　　椰子油在常溫為固態，呈白色或透明、淡黃色，具滑潤成份，溫和易吸收，保存期限長，與其它植物油混合，還能發揮防止氧化的功能。具軟化、滋潤肌膚的效作用，對頭部、身體按摩有很好的效果。

　　另有一種分餾椰子油，無色無味，常溫下呈液態，且輕質不油膩，是許多芳療師的最愛。

● **特別推薦：** 具有滋潤效果，特別推薦頭部護理按摩。同時適合臉部保養及全身塗抹或按摩時使用。

{ 6. 芝麻油 }
Sesame Oil

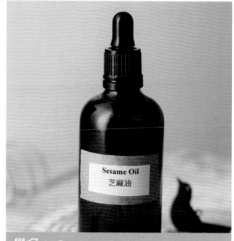

學名： *Sesamum indicum*
來源： 冷壓法萃取自芝麻種籽
成分： 亞麻油酸、維生素 E、A、蛋白質

　　芝麻油輕質不油膩，可與其它基底油混合使用。稍具親水性，可做為泡澡用油，沐浴後的感覺輕質不油膩，常添加在潤澤、修復產品，如面膜、滋潤面霜。

　　因為富含大量必需脂肪酸與多元不飽和脂肪酸，具肌膚修復與潤膚特性，可強化肌膚結構完整性、清除自由基，在芳療界常用於淨化排毒，臉部及全身或局部塗抹使用。

● **特別推薦：** 適合臉部保養及全身塗抹、排毒、淨化。

{ 7. 向日葵油 }
Sunflower Oil

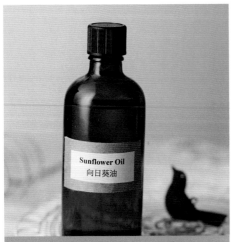

學名： *Helianthus annuus*
來源： 用冷壓法萃取自向日葵種籽
成分： 脂肪酸、多種維生素Ａ、Ｂ、Ｄ、
Ｅ

質地細緻，輕質不油膩，可在皮膚表皮形成保護膜，對肌膚有良好的滋潤和調理作用。

因為較清爽，價格平實，所以常用來稀釋較昂貴的精油或植物油，適合夏天使用，對於潤澤乾燥皮膚及因吹整染燙受損的頭髮，保養效果極佳。

● **特別推薦：** 任何膚質皆可適用；另外用於稀釋昂貴的精油或植物油，特別適合夏天按摩用。

{ 8. 甜杏仁油 }
Sweet Almond Oil

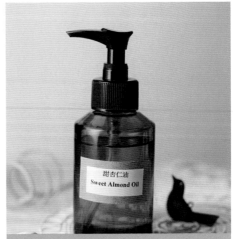

學名： *Prunus commmunis*
來源： 萃取自杏仁樹果仁，品質佳的甜杏仁油較濃稠，不易揮發
成分： 富含維生素、蛋白質、脂肪酸、礦物質

甜杏仁油具高滲透性，是天然保濕劑，能與其它植物油混合使用，常添加在護膚產品，例如滋潤乳液、夜間修護霜、護手霜、柔膚按摩油中，滋潤及延展性佳，尤其適合長時間按摩，對皮膚乾燥、發炎、發癢、改善老化皮膚有效。

改善暗沉膚質、青春痘疤痕、富貴手、敏感性肌膚也有效，軟化甲皮，適合手部及指甲滋潤保養使用。

● **特別推薦：** 適用各種膚質，尤其皮膚乾燥、改善老化皮膚特別適合。

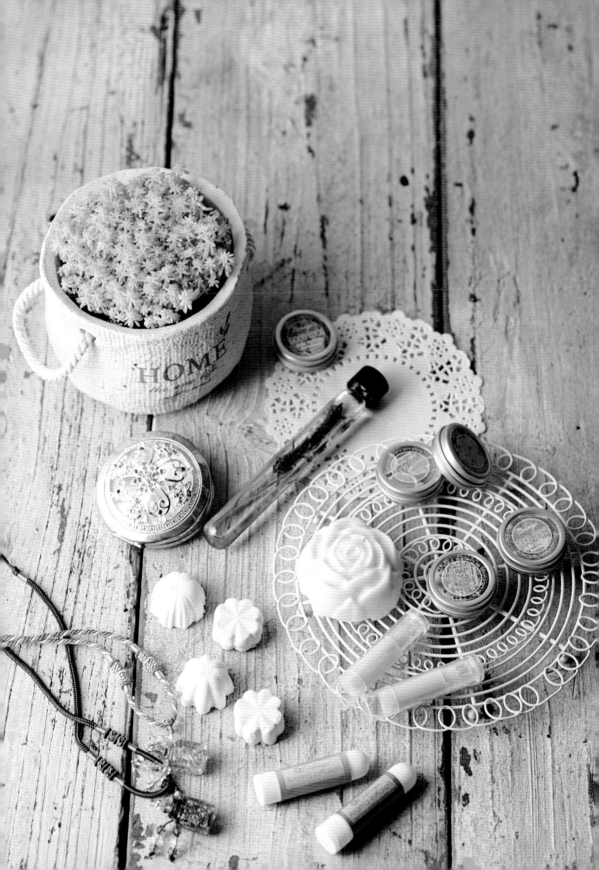

CHAPTER 5

用芳療呵護身、心、靈

　　芳療有六千多年的歷史傳承，至今仍為大家所喜愛與肯定。芳療與人們生活息息相關，在人體十大系統的芳香照護扮演重要角色是家家戶戶呵護身心健康的好幫手。

5-1 芳療的全方位健康照護

重新重視芳香療法的鼠疫病

芳香植物的運用在距今六千年前的蘇美人文字記載中就可看到蛛絲馬跡，全世界對芳香植物的應用，也各自有不同的歷史淵源與發展。芳香療法深受歐洲人重視的契機，始於 1340 年鼠疫爆發後。當時歐洲人口因為黑死病蔓延，幾乎折損三分之一。人們發現住在薰衣草貿易集散地或從事香水製造業，或常接觸香草精油的人，較不容易得病，因此深信化解疾病的方法或許與芳香植物有密切的關聯。為了延續人類生命長度，不斷進行芳香植物的防疫實驗，並藉由焚燒乳香、沒藥、尤加利、絲柏、迷迭香等芳香植物來淨化空氣與預防病毒。

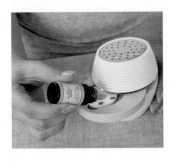

為芳療正名的蓋提福斯博士

法國科學家蓋提福斯博士（Rene Maurice Gattefosse），原本從事化妝品工業的研究，在 1910 年，有一次做實驗時不小心被燙傷，匆忙中將手浸泡在含有薰衣草精油的瓶中，意外發現精油具有消炎、止痛、殺菌、療傷等特性，於是透過更多實證與研究，為《芳香療法》（Aromatherapy）正名。

用精油照護的珍 · 瓦涅醫師

1928 年，英國細菌學教授亞歷山大 · 佛萊明爵士（Sir Alexander Fleming）發現抗生素盤尼西林，到了 1945 年二次大戰結束後，抗生素與化學抗菌劑蓬勃發展，精油的作用逐漸被人們遺忘。直到幾十年後，由於化學藥物對疾病診治的不足與副作用，讓現代人開始警覺，精油才再次受到重視。

致力於研究精油的法國珍 ·

瓦涅醫師（Jean Valnet），在中印戰爭期間（1948～1959年），運用植物精油照護受傷戰士的傷口，使得精油的抗菌、抗感染效果深受肯定，甚至調配出臨床口服配方。1937年法國珍・瓦涅醫師在出版了《芳香療法》（Aromatherapy），一書，也是第一本醫學芳香療法的書籍，其另一本著作《芳香療法的實務》（The Practice of Aromatherapy）則被奉為芳療寶典。

將精油與美容結合的芳療之母

1950年代，將精油與美容結合，透過臉部、身體、及脊椎按摩，達到美容、回春效果，是被譽為《芳療之母》的瑪格麗特摩利夫人（Mauguerite Maury），出生在澳洲的瑪格麗特摩利夫人，是珍 瓦涅醫師（Jean Valnet）的學生，她在巴黎、瑞士、英國均設有芳香療法學院，足跡踏遍全歐並將精油對人體的神經系統作用及促進人類健康、活化細胞等資訊，透過演講、研討會交流提升民眾的芳療概念。

芳療與身心靈全方位療癒

歐美有不少國家已認定芳香療法對健康管理與美容美體保養的功能，也有芳療師認證制度，例如美國NAHA芳療師專業會員認證、英國ITEC芳療師證書文憑等。儘管在台灣，芳香療法尚未被納入正統醫療體系中，但有些醫療院所已引進芳療師，為慢性疾病病患或安寧病房的病人進行身、心紓緩的療癒。在2015年發生了八仙塵爆事件時，有不少的芳療師投入志工行列，為日夜操勞的醫護人員進行芳療照護，藉此舒緩身心壓力、重振元氣。由此可見，現代人已將芳香療法視為促進身心靈健康快樂的重要環節，且普遍廣為大眾所接受。

在現代高齡化的社會中，根據調查數據顯示失智、阿茲海默症患者已逐年有增加趨勢，尤其是阿茲海默症患者，其大腦中負責記憶存取的海馬迴都出現受損狀況。2015年在台灣播出的日本電視節目曾有專題介紹浦上克哉醫師針對失智症

預防作了長達十年的研究，他希望透過嗅覺神經的刺激，活化海馬迴，於是讓受試者白天用檸檬、迷迭香精油，夜間在枕邊容器滴上薰衣草、甜橙精油，經由嗅吸方式，活化認知系統，使銀髮族記憶差的現象獲得改善。

運用芳療呵護，提升生活品質

究竟芳香植物除了散發香氣，帶來心情舒緩、放鬆的效果外，還有哪些作用？自從工業革命後，歐洲科學家深入研究芳香療法的精油化學成分，藉由科學論證，找出理論基礎，再加上近代醫學發達，更多研究者投入芳香療法的研究，試圖找出芳香植物如何透過不同萃取方式，藉由嗅吸、按摩、沐浴……等管道，啟動神經系統、內分泌系統，進而影響身心，透過這些研究者精闢、嚴謹的論述，逐一為芳香療法解密。

直到今天，芳香植物的作用仍有許多未知的領域值得開發探討，但運用芳香精油消毒、防疫，輔助正統醫療體系，或將芳香療法當作日常生活保健的作法，依然盛行。台灣在 2003 年 SARS 疫情肆虐時，具清熱、解毒效果的金銀花（忍冬花 Flos Lonicerae），就在一夕之間，成為最夯的防疫香藥草植物；當南部登革熱疫情爆發時，製作防蚊液的香茅、尤加利、茶樹、薄荷、檸檬草等精油也變得炙手可熱，就是最好的證明。

芳香療法與人類生活環境及身體健康息息相關，懂得運用芳療呵護自己，不僅可提升免疫力、改善健康狀況，身心保持愉悅，進而提升生活品質，但建議芳香照護使用法則請諮詢專業醫療人員或芳療師使用，若有不適症狀請就醫診療。

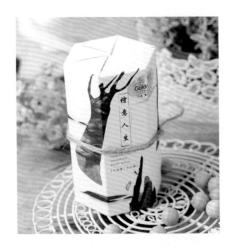

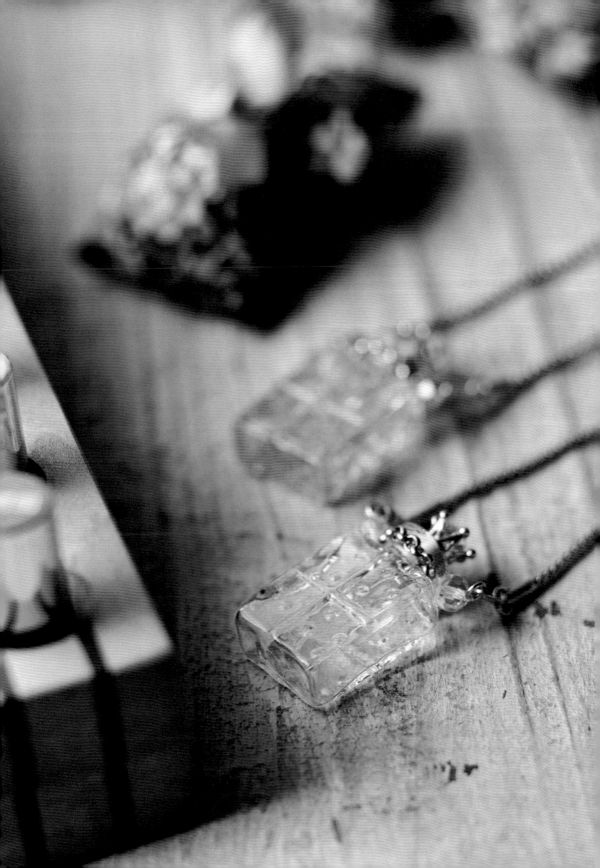

乾燥

　　皮膚的保水度會因膚質不同而有所差異，也會因季節不同而產生變化。不只乾性肌膚的人得注意肌膚保水，潤澤型肌膚在冬季或夏天長時間待在冷氣房內，也得小心肌膚水分流失導致乾燥，甚至龜裂，不妨運用芳香精油保水，讓肌膚 Q 彈水嫩。

建議用油　方案 1　肌 膚 保 水

1. 按摩 推薦配方

羅馬洋甘菊	2 滴
薰衣草	4 滴
天竺葵	4 滴
甜杏仁油	20ml

使用方法

●**臉部按摩**：將配方調成複方調和油，每晚睡前可使用，每次取約 2ml 做臉部按摩。

●**外出攜帶**：噴瓶噴霧─將上述精油與穀物酒精調勻，再加入純水（或純露）調勻，依本書介紹的濃度和方法調製，即可使用。

●噴霧前必需先洗臉潔淨臉部。

2. 溫敷 推薦配方

橙花	1 滴
玫瑰	1 滴
薰衣草	1 滴
純水（加適溫）	200 ml

使用方法

●**毛巾敷臉**：將配方調成複方精油，取適量加入溫水 200cc，放入美容護膚敷臉毛巾浸泡濕潤取出，擦乾水份（約 8 分乾），依本書介紹的濃度和方法調製而成，即可使用。

●**外出攜帶**：噴瓶噴霧─將上述精油與穀物酒精調勻，再加入純水（或純露）調勻，依本書介紹的濃度和方法調製，即可使用。

●噴霧前必需先洗臉潔淨臉部。

建議用油 方案 2 恢 復 細 緻

1. 塗抹 推薦配方

大馬士革玫瑰	4 滴
天竺葵	2 滴
乳香	2 滴
無香精乳霜	20 克

使用方法

● **塗抹：**將配方調成複方精油，將配方調成複方精油與乳霜調勻，每晚睡前取適量塗抹臉部使用。

● **外出攜帶：**噴瓶噴霧—將上述精油與穀物酒精調勻，再加入純水（或純露）調勻，依本書介紹的濃度和方法調製，即可使用。

● 噴霧前必需先洗臉潔淨臉部。

2. 按摩 推薦配方

檀香	2 滴
乳香	4 滴
橙花	2 滴
葡萄籽油	5 ml
荷荷葩油	15 ml

使用方法

● **按摩：**將精油與植物油依比例稀釋調配成複方調合油倒在手心，用手掌讓精油慢慢溫熱，然後再塗抹臉部，進行按摩。

● 本配方不適合外出攜帶使用。

呂老師私房 Tip

☆ 推薦適用精油：大馬士革玫瑰、天竺葵、乳香、檀香、橙花，可以依照需求與喜好香味，任選其中 3 種精油，依本書說明調油使用。

美白

　　經常在戶外活動，大量接觸陽光中的紫外線，不僅容易導致黑色素沉澱，讓肌膚黯沉，過量的紫外線，甚至有致癌的疑慮。身處亞熱帶的台灣，尤其是夏天，陽光中紫外線往往過量，除了外出時必須穿外套、戴帽子、撐傘、抹防曬用品防護紫外線，平日可以運用芳香精油潤澤美白、改善黯沉，達到最佳防護效果。

建議用油 方案 *1* 潤 澤 美 白

1. 按摩 推薦配方

檀香	4 滴
茉莉	4 滴
乳香	4 滴
玫瑰果油	10ml
甜杏仁油	20ml

使用方法

●**臉部按摩：**將精油與植物油依比例稀釋調配成複方調合油，倒在手心利用手掌摩擦溫熱，然後再塗抹到各部位，進行按摩，建議每晚睡前使用。

●**外出攜帶：**噴瓶噴霧─將上述精油與穀物酒精調勻，再加入純水（ 或純露 ）調勻，依本書介紹的濃度和方法調製，即可使用。

●噴霧前必需先洗臉潔淨臉部。

2. 塗抹 推薦配方

玫瑰	4 滴
天竺葵	4 滴
橙花	4 滴
無香精乳霜	30 克

使用方法

●**塗抹：**將配方材料調勻，直接取適量塗抹臉部。

●**外出攜帶：**噴瓶噴霧─將上述精油與穀物酒精調勻，再加入純水（ 或純露 ）調勻，依本書介紹的濃度和方法調製，即可使用。

●噴霧前必需先洗臉潔淨臉部。

建議用油 方案 *2* 改 善 暗 沉

1. 泥敷 推薦配方

乳香⋯⋯⋯⋯⋯⋯⋯⋯⋯⋯⋯2 滴
羅馬洋甘菊⋯⋯⋯⋯⋯⋯⋯⋯1 滴
純水⋯⋯⋯⋯⋯⋯⋯⋯8 ～ 10ml
紅礦粉⋯⋯⋯⋯⋯⋯⋯⋯⋯10 克

使用方法

● **敷臉**：將上述精油、純水、紅礦粉調勻，敷臉使用，每次敷臉約 8 ～ 10 分鐘。每週敷臉 2 ～ 3 次。

● 本配方不適合外出攜帶使用。

2. 按摩 推薦配方

橙花⋯⋯⋯⋯⋯⋯⋯⋯⋯⋯⋯4 滴
苦橙葉⋯⋯⋯⋯⋯⋯⋯⋯⋯⋯4 滴
乳香⋯⋯⋯⋯⋯⋯⋯⋯⋯⋯ 4 滴
玫瑰果油⋯⋯⋯⋯⋯⋯⋯⋯10ml
甜杏仁油⋯⋯⋯⋯⋯⋯⋯⋯20ml

使用方法

● **臉部按摩**：將精油與植物油依比例稀釋調配成複方調合油倒在手心，用手掌讓精油慢慢溫熱，然後再塗抹到臉部，進行按摩。

● 本配方不適合外出攜帶使用。

呂老師私房 Tip

☆ 推薦適用精油，可改善黯沉、恢復彈性光澤：如天竺葵、羅馬洋甘菊、檀香、玫瑰、橙花、薰衣草、茉莉、依蘭、天竺葵、玫瑰、永久花、乳香、苦橙葉，可依照需求與喜好的香味任選其中 3 種精油，依本書說明調油使用。

☆ 改善臉部暗沉，首重肌膚保濕與促進血液循環正常，因此建議一周至少兩次使用溫和面膜能有效改善肌膚狀態，展現潤澤的膚質。

青春痘

　　青春痘的生成，與荷爾蒙分泌息息相關，青少年期會因荷爾蒙分泌旺盛，導致肌膚油膩，若清潔不夠徹底，容易導致毛孔阻塞產生粉刺，甚至感染、發炎，導致滿臉的「痘」花。除了可以透過健康飲食與正常作息來調整荷爾蒙分泌，還能將芳香精油加入洗面乳中，做好日常臉部清潔，或以精油塗抹的方式，緩解受感染肌膚的發炎狀況、消除痘疤的痕跡，才能讓肌膚恢復健康的狀態。

建議用油　方案 *1*　**清　潔　戰　痘**

1. 深層清潔 推薦配方

乳香	20 滴
薰衣草	20 滴
茶樹	20 滴

使用方法

●**洗臉清潔**：將配方材料調成複方精油，在清潔臉部取 1～2 滴，放於手心加入洗面乳調勻，再用食指、中指搓勻臉部，再用清水沖洗乾淨。

●本配方不適合外出攜帶使用，因為佛手柑、檸檬，兩者都具光敏性。

2. 塗抹 推薦配方

乳香	4 滴
薰衣草	2 滴
茶樹	2 滴
榛果油	20ml

使用方法

●**塗抹**：將配方材料調勻，取適量直接塗抹臉部。

●本配方不適合外出攜帶使用。

呂老師私房 Tip

☆ 推薦適用精油：佛手柑、薰衣草、檸檬、乳香、茶樹。

建議用油 方案 *2* 臉 部 **T** 字 **+** 粉 刺

1. 泥敷 推薦配方

茶樹	1 滴
天竺葵	1 滴
純水	8 ～ 10ml
綠色礦粉	10 克

使用方法

● **泥敷**：將上述精油、純水、綠礦粉調勻，每週敷臉 2 ～ 3 次。

● 本配方不適合外出攜帶使用。

2. 冷敷 推薦配方

茶樹	1 滴
絲柏	1 滴
廣藿香	1 滴
純水	200ml

使用方法

● **冷敷**：取臉盆放置冷水，添加配方材料後，放入棉布（或美容巾）浸泡，然後用棉布（或美容巾）做局部貼敷約 5 ～ 10 分鐘。

● **外出攜帶**：噴瓶噴霧─將上述精油與穀物酒精調勻，再加入純水（或純露）調勻，依本書介紹的濃度和方法調製，即可使用。

● 噴霧前必需先洗臉潔淨臉部。

呂老師私房 Tip

☆ 推薦適用精油：茶樹、天竺葵、佛手柑、絲柏、廣藿香，可以依照需求與喜好香味，任選其中 3 種精油，依本書說明調油使用。

建議用油 方案 3 **修 復 痘 疤**

1. 塗抹 推薦配方

薰衣草..1 滴
乳香..1 滴
沒藥..1 滴
榛果油....................................20 ml

使用方法

● **塗抹**：將配方材料調勻，直接塗抹臉部。

●本配方不適合外出攜帶使用。

2. 塗抹 推薦配方

洋甘菊..2 滴
薰衣草..4 滴
廣霍香..2 滴
無香精乳液..............................20 克

使用方法

● **塗抹**：精油依比例調勻，可以直接塗抹臉部。

● **外出攜帶**：噴瓶噴霧─將上述精油與穀物酒精調勻，再加入純水（或純露）調勻，依本書介紹的濃度和方法調製，即可使用。

●噴霧前必需先洗臉潔淨臉部。

呂老師私房 Tip

☆ 推薦適用精油：佛手柑、茶樹、橙花、乳香、玫瑰天竺葵、薰衣草、沒藥、洋甘菊、廣霍香等精油是抗痘的大功臣。

☆ 芳香美容照護的抗痘必須著重於紓壓解鬱、平衡皮脂分泌、降低再次感染、排毒淨化、痘疤修護，善用精油來調理可有效解決痘痘問題。

抗老化

肌膚隨年齡增長而老化是正常的現象，但俗話說：「沒有醜女人，只有懶女人」，想避免肌膚老化，讓肌膚隨時保持亮麗、緊實、有彈性，就得好好運用芳香精油，做好日常保養。不論除皺保濕、喚醒光采、緊實抗老，都可用專屬精油配方，讓肌膚維持最佳狀態，延緩老化。

建議用油 方案 *1* 保 濕、除 皺

1. 塗抹臉部 推薦配方

玫瑰天竺葵	4 滴
檀香	2 滴
乳香	2 滴
無香精乳液	20 克

使用方法

●**塗抹臉部**：將配方材料混合調勻，取適量塗抹臉部，能有效預防老化，另外每周進行一至兩次深層臉部按摩，可促進血液循環暢通，讓肌膚光澤有彈性，有效延緩老化。

●**外出攜帶**：噴瓶噴霧─將上述精油與穀物酒精調勻，再加入純水（或純露）調勻，依本書介紹的濃度和方法調製，即可使用。

●噴霧前必需先洗臉潔淨臉部。

2. 按摩 推薦配方

乳香	4 滴
苦橙葉	2 滴
橙花	2 滴
甜杏仁油	15ml
月見草油	5ml

使用方法

●**塗抹**：將配方材料調勻，取適量均勻塗抹臉部。

●本配方不適合外出攜帶使用。

建議用油 方案 **2** 潤 澤 肌 膚

1. 美容濕敷 推薦配方

茉莉	1 滴
乳香	1 滴
玫瑰	1 滴
乳香純露	10cc
純水	90cc

使用方法

● **局部貼敷：** 取 90cc 水加入配方材料，再放入美容巾浸泡，然後將美容巾的水份擠成八分乾，做局部貼敷。

● **外出攜帶：** 噴瓶噴霧──將上述精油與穀物酒精調勻，再加入純水（或純露）調勻，依本書介紹的濃度和方法調製，即可使用。

● 噴霧前必需先洗臉潔淨臉部。

2. 按摩 推薦配方

橙花	2 滴
苦橙葉	2 滴
乳香	4 滴
分餾椰子油	20ml

使用方法

● **按摩：** 將精油與植物油依比例稀釋調配成複方調合油倒在手心，用手掌摩擦慢慢溫熱，然後再塗抹臉部，進行按摩。

● 本配方不適合外出攜帶使用。

呂老師私房 Tip

☆ 推薦適用精油：茉莉、乳香、玫瑰、橙花、苦橙葉，可以依照需求與喜好香味，任選其中 3 種精油，依本書說明調油使用。

建議用油 方案 **3** 緊 實 抗 老

1. 塗抹 推薦配方

絲柏	2 滴
乳香	6 滴
大馬士革玫瑰	4 滴
甜杏仁油	20ml
玫瑰果油	10ml

使用方法

●**塗抹：**將配方材料調勻，取適量均勻塗抹臉部。

●本配方不適合外出攜帶使用。

2. 按摩 推薦配方

檀香	2 滴
乳香	4 滴
橙花	2 滴
荷荷葩油	20ml

使用方法

●**按摩：**將精油與植物油依比例稀釋調配成複方調合油倒在手心，用手掌讓精油慢慢溫熱，然後再塗抹臉部，進行按摩。

●本配方不適合外出攜帶使用。

呂老師私房 Tip

☆ 推薦適用精油：絲柏、乳香、大馬士革玫瑰、檀香、橙花，可以依照需求與喜好香味，任選其中 3 種精油，依本書說明調油使用。

☆ 潤澤肌膚：橙花、天竺葵、乳香、羅馬洋甘菊，特別推薦給敏感性肌膚。

☆ 造成皮膚老化 80％是外在因素，20％是自然老化，持續讓皮膚保溼，並提供適宜的防曬和睡前的皮膚調理，可以預防細紋的產生，依不同的膚質和使用精油的預期效果，達到全方位抗老化的凍齡美麗肌膚。

掉髮

　　頭皮的健康，往往會影響頭髮的生長，而不健康的頭皮，容易導致頭皮發癢，甚至造成掉髮、圓形禿等症狀。藉由芳香精油塗抹、按摩，或將適合的芳香精油加入洗髮精中，做好日常清潔保養，強固髮根，並隨身攜帶噴瓶噴霧，適時運用芳香精油，可以改善頭皮的肌膚狀態，藉此緩解掉髮、發癢等不適的症狀。

建議用油 方案 *1* 天 然 生 髮 劑

1. 塗抹 推薦配方

雪松	2 滴
桉油醇迷迭香	2 滴
薰衣草	2 滴

使用方法

● **塗抹**：清洗頭髮之後，使用調勻的複方精油分區塗抹頭皮，用指腹分區搓勻即可。對肌膚敏感者使用也可以加入適當植物油稀釋。

● **外出攜帶**：噴瓶噴霧──將上述精油與穀物酒精調勻，再加入純水（或純露）調勻，依本書介紹的濃度和方法調製，即可使用。

2. 按摩 推薦配方

薰衣草	8 滴
快樂鼠尾草	4 滴
依蘭	2 滴
荷荷芭油	20ml

使用方法

● **按摩**：將精油與植物油依比例稀釋調配成複方調合油倒在手心，用手掌讓精油慢慢溫熱，然後再分區塗抹到頭皮，進行按摩。

● 本配方不適合外出攜帶使用。

呂老師私房 Tip

✿ 推薦適用精油：雪松、桉油醇迷迭香、薰衣草、快樂鼠尾草、依蘭。

頭皮屑

　　微量的頭皮屑，是人體細胞代謝的正常現象。若經常頭皮發癢，產生大量頭皮屑，就代表肌膚狀況出問題，有可能是遺傳、壓力、荷爾蒙分泌太旺盛或不當節食、吃了油膩、刺激性食物、熬夜或受化妝品、藥物、洗髮時過度用指甲抓頭皮等外物刺激導致。因應不同膚質、年齡及頭皮屑生成的原因，選擇適合的芳香精油護理頭皮，就能改善頭皮屑過多的狀況。

建議用油 方案 1 改 善 頭 皮 屑

1. 洗髮 推薦配方

迷迭香	10 滴
大西洋雪松	10 滴
茶樹	10 滴

使用方法

●**清洗頭髮：**將配方調成複方精油，每次洗髮時使用 1～2 滴精油調勻洗髮精，用中指和無名指的指腹，充分按摩頭皮，用水沖淨即可。

●**外出攜帶：**噴瓶噴霧—將上述精油與穀物酒精調勻，再加入純水（或純露）調勻，依本書介紹的濃度和方法調製，即可使用。

2. 按摩 推薦配方

薰衣草	6 滴
佛手柑	4 滴
薄荷	2 滴
分餾椰子油	20ml

使用方法

●**塗抹：**將配方材料混合調勻，取適量直接塗抹頭部按摩即可。

●**外出攜帶：**噴瓶噴霧—將上述精油與穀物酒精調勻，再加入純水（或純露）調勻，依本書介紹的濃度和方法調製，即可使用。

呂老師私房 Tip

☆ 推薦適用精油：茶樹、薄荷、甜橙、迷迭香、大西洋雪松、薰衣草、佛手柑。

建議用油 方案 *2* 頭 皮 屑 、 頭 皮 癢

1. 噴霧 推薦配方

佛手柑 ....6 滴
茶樹 ....10 滴
薄荷 ....4 滴
迷迭香純露 5ml
純水 10ml

使用方法

● **噴霧：**精油與穀物酒精調勻，再加入純水以及純露調勻即可使用。

● **外出攜帶：**噴瓶噴霧—將上述精油與穀物酒精調勻，再加入純水（或純露）調勻，依本書介紹的濃度和方法調製，即可使用。

2. 塗抹 推薦配方

茶樹 ....8 滴
薄荷 ....2 滴
薰衣草 ....10 滴

使用方法

● **滾珠塗抹：**選取 2 ～ 3 種精油調和為複方精油，放入精油瓶或滾珠瓶中調勻局部塗抹使用。

● **外出攜帶：**噴瓶噴霧—將上述精油與穀物酒精調勻，再加入純水（或純露）調勻，依本書介紹的濃度和方法調製，即可使用。

呂老師私房 Tip

☆ 推薦適用精油：迷迭香、茶樹、薄荷、薰衣草，可以依照需求與喜好香味任選其中 3 種精油，依本書說明調油使用。

☆ 清淡飲食、多喝水、早睡早起，可以減少皮脂腺不正長多量分泌，減少頭皮屑困擾。

基礎頭皮護理

即使頭皮沒有明顯問題，也可以運用芳香精油，在不同季節進行日常的基礎頭皮護理，讓頭皮常保健康，藉此達到預防各式頭皮問題的效果。

建議用油 方案 *1* 淨 化 頭 皮

1. 按摩頭皮 推薦配方

大西洋雪松	10 滴
薄荷	4 滴
佛手柑	6 滴
分餾椰子油	20ml

使用方法

●**按摩頭皮**：取配方材料調勻後，取適量分區按摩頭皮停留 5 ～ 10 分鐘；再進行洗髮即可。

●**外出攜帶**：噴瓶噴霧—將上述精油與穀物酒精調勻，再加入純水（或純露）調勻，依本書介紹的濃度和方法調製，即可使用。

2. 噴霧 推薦配方

檜木	4 滴
甜橙	10 滴
迷迭香	16 滴
迷迭香純露	10ml
純水	20ml

使用方法

●**噴霧**：將配方精油與穀物酒精調勻，再加入純水（或純露）調勻即可使用。

●**外出攜帶**：噴瓶噴霧—將上述精油與穀物酒精調勻，再加入純水（或純露）調勻，依本書介紹的濃度和方法調製，即可使用。

呂老師私房 Tip

☆ 推薦適用精油：檜木、大西洋雪松、薄荷、佛手柑、依蘭、甜橙、迷迭香，可以依照需求與喜好香味任選其中 3 種精油，依本書說明調油使用。

建議用油 方案 *2* ● 頭 ● 皮 ● 舒 ● 壓

1. 噴瓶噴霧 推薦配方

佛手柑......................................6 滴
檜木..10 滴
薄荷..4 滴
檀香純露..................................10ml
純水..10ml

使用方法

● **製成噴霧劑：** 調製成頭皮噴霧劑，可在洗髮後使用。

● **外出攜帶：** 噴瓶噴霧—將上述精油加入純水（或純露）調勻，依本書介紹的濃度和方法調製，即可使用。

2. 塗抹 推薦配方

檀香..5 滴
橙花..5 滴
苦橙葉.....................................10 滴
荷荷葩油..................................20ml

使用方法

● **塗抹：** 精油依比例調勻荷荷葩油，直接塗抹頭部即可。

● 本配方不適合外出攜帶使用。

呂老師私房 Tip

☆ 推薦適用精油：薰衣草、茶樹、迷迭香、檀香、橙花、苦橙葉，可以依照需求與喜好香味任選其中 3 種精油，依本書說明調油使用。

☆ 洗髮前或吹髮後是按摩的適當時機，而且要施力均勻，再加上精油的輔助，如心情緊張時可以用玫瑰或檀香精油按摩頭皮；頭皮需要營養時，迷迭香促進循環效果最好；如果頭皮感到緊繃，茶樹、薄荷、薰衣草精油可以得到舒緩。

蚊蟲叮咬

戶外活動容易被蚊蟲叮咬，讓皮膚又癢又痛，若不立即止癢，很可能因此抓傷皮膚，甚至導致蜂窩性組織炎等嚴重皮膚問題。隨身攜帶簡單好用的芳香小物，就可避免蚊蟲叮咬產生的問題。

建議用油 方案 *1* 馬上止癢

1. 塗抹 推薦配方

茶樹	20 滴
薄荷	20 滴
薰衣草	20 滴

（調成複方精油）

使用方法

● **塗抹**：取配方材料調勻裝瓶，可隨身攜帶，取少量（1～2滴）純精油直接使用。

● **外出攜帶**：滾珠塗抹─選取2～3種精油調和為複方精油，放入精油瓶或滾珠瓶中調勻使用，滴在局部塗抹。

2. 香膏塗抹 推薦配方

檸檬香茅	10 滴
廣藿香	5 滴
尤加利	15 滴
香膏基劑	30 克

使用方法

● **塗抹**：精油依比例調勻香膏基劑，直接塗抹身體局部。

● **外出攜帶**：滾珠塗抹─選取2～3種精油調和為複方精油，放入精油瓶或滾珠瓶中調勻使用，局部塗抹即可。

呂老師私房 Tip

☆ 叮咬後舒緩修護、止癢的其他適用精油：佛手柑、羅勒、香蜂草、薄荷、羅馬洋甘菊、德國洋甘菊。選擇上述2～3種精油，依本書說明調油使用。

☆ 推薦其他適用精油：尤加利、茶樹、檸檬香茅、薰衣草、薄荷、廣藿香。

咳嗽

　　喉嚨若有異物入侵，或病毒感染導致發炎而生痰，咽喉部會因受刺激而出現反射性的咳嗽，這是呼吸道試圖將痰或異物排出的自我保護方式。感冒病毒或肺炎引起的上呼吸道感染，通常會出現帶痰的咳嗽，而長期抽菸或常置身於刺激性化學物質中工作，則會出現乾咳症狀。不論哪一種咳嗽，都可藉由適當的芳香精油照護而舒緩。

建議用油　方案 **1** **止 咳 化 痰**

1. 塗抹 推薦配方

乳香	4 滴
薰衣草	4 滴
絲柏	4 滴
甜杏仁油	20ml

使用方法

●**塗抹**：取少量塗抹肺區（前胸）咽喉部、後頸部、上背部，一天塗約 3 ～ 5 次。

●**外出攜帶**：滾珠塗抹—將上述精油調合植物油，放入滾珠瓶，依本書介紹的濃度和方法調製，即可使用。

2. 蒸氣嗅吸 推薦配方

香桃木	3 滴
乳香	3 滴
尤加利	3 滴

使用方法

●**蒸氣嗅吸**：將上述精油加入 500ml 熱水中，將口鼻靠近直接嗅吸水蒸氣，每天至少 2 次，每次 5 ～ 10 分鐘，芳香分子隨著溫熱的蒸氣吸入後，可滋潤氣管，以利痰液排出，對付乾咳特具效果。

●**外出攜帶**：滾珠塗抹—將上述精油調合植物油，放入滾珠瓶，依本書介紹的濃度和方法調製，即可使用。

建議用油 方案 2 創造免疫空間

1. 噴霧 推薦配方

尤加利...10 滴
佛手柑..5 滴
檸檬...5 滴
百里香純露..10ml
純水...90ml

使用方法

●**噴霧：**精油與穀物酒精調勻，再加入純水（或純露）調勻即可使用。

●**外出攜帶：**噴瓶噴霧—將上述精油與穀物酒精調勻，再加入純水（或純露）調勻，依本書介紹的濃度和方法調製，即可使用。

2. 純精油噴霧擴香儀 推薦配方

檜木...2 滴
迷迭香..2 滴
甜橙...2 滴

使用方法

●**純精油噴霧擴香儀：**取 2 ～ 6 滴直接滴入超音波水氧機（或負離子擴香器）使用。

●**外出攜帶：**香氛項鍊—建議選擇附有軟木塞的小型玻璃瓶容器作為項鍊墜，在在瓶內倒入 4 ～ 6 滴精油，掛在頸部。

呂老師私房 Tip

☆ 推薦抗菌＆抗病毒適用精油：百里香、桉油醇迷迭香、薄荷、茶樹、尤加利、佛手柑、薰衣草、檸檬、尤加利、肉桂、甜橙。

☆ 選擇上述精油任一或二至三種調製成空間噴霧劑（隨時隨地都可使用），並依需要噴灑。增強身體免疫力，隨時對抗病毒、病菌侵擾，淨化空間、改善氣場。平時保養可改採蒸氣嗅吸法，每天 2 ～ 3 次。

☆ 注意事項：咳嗽超過三周，建議照Ⅹ光，排除肺部疾病或其他慢性病的可能。若伴隨高燒、呼吸困難、體重減輕、心律不整、胸悶症狀，建議立即就醫。

連續噴嚏，擺脫感冒

有過敏體質的人，往往遇到過敏原或冷熱溫差，就噴嚏連連。一般人在流行性感冒盛行時，也會因病毒入侵，引發連續噴嚏，甚至因此散播病菌，造成生活困擾。運用芳香精油，以嗅吸方式呵護呼吸道，可減緩症狀，讓生活上的不便能有效降低。

建議用油 方案 *1* 舒 緩 上 呼 吸 道

1. 純精油嗅吸 推薦配方

尤加利	3 滴
薄荷	3 滴
茶樹	3 滴

使用方法

● **純油使用**：滴在手掌心上搓熱直接嗅吸。亦可將上述配方中的精油與10ml 的基礎油調勻後，於早、晚塗於前胸及後頸、肩部，可舒緩過敏，減少噴嚏連連。

● **外出攜帶**：香氛項鍊—建議選擇附有軟木塞的小型琉璃玻璃瓶作為項鍊墜，在瓶內倒入 4 ～ 6 滴精油，掛在頸部。

2. 超音波水氧機 推薦配方

百里香	2 滴
迷迭香	2 滴
佛手柑	2 滴

使用方法

● **負離子擴香器**：取 2 ～ 6 滴直接滴入超音波水氧機（或負離子擴香器）使用。

● **外出攜帶**：滾珠塗抹—將上述精油調合植物油，放入滾珠瓶，依本書介紹的濃度和方法調製，即可使用。

呂老師私房 Tip

☆ 推薦適用精油：薰衣草、香桃木、尤加利、檸檬、羅文沙葉、茶樹、迷迭香。

喉嚨痛

喉嚨痛的原因有很多，或許是感冒初期上呼吸道感染引起，也可能是長期大聲說話，導致聲帶受損而發炎，甚至有人在晨間起床時，會覺得口乾舌燥，連帶有喉嚨痛症狀。運用芳香精油製成漱口水，或透過擴香、嗅吸、噴霧、塗抹等方式，可有效緩解喉嚨痛症狀。

建議用油 方案 *1* 改 善 初 期 喉 嚨 痛

1. 漱口 推薦配方

檸檬	1 滴
薰衣草	1 滴
茶樹	1 滴
橄欖油	10 ～ 15 ml

使用方法

● **漱口：**將上述精油加入植物油調勻後，晨起／睡前漱口，一天至少兩次，可快速改善感冒初期的喉嚨痛症狀。

● **外出攜帶：**噴瓶噴霧—將上述精油與穀物酒精調勻，再加入純水（或純露）調勻，依本書介紹的濃度和方法調製而成，即可使用。

2. 塗抹 推薦配方

薑	5 滴
檀香	5 滴
甜橙	10 滴
分餾椰子油	20ml

使用方法

● **塗抹：**精油依比例調勻分餾椰子油，直接塗抹頸部及肩頸即可。

● **外出攜帶：**滾珠塗抹—將上述精油調合植物油，放入滾珠瓶，依本書介紹的濃度和方法調製，即可使用。

--- **呂老師私房 Tip** ---

☆ 推薦適用精油：乳香、薰衣草、檸檬、橙花、檀香、茶樹、百里香、薑、甜橙，可以依照需求與喜好香味任選其中 3 種精油，依本書說明調油使用。

建議用油 方案 2 聲 音 沙 啞 喉 嚨 不 適

1. 塗抹 推薦配方

乳香	10 滴
檀香	5 滴
橙花	5 滴
葡萄籽油	5ml
甜杏仁油	15ml

使用方法

●**塗抹按摩：**將配方調成複方精油後，取適量按摩咽喉部、前胸、肩頸部，舒緩因長期大聲說話，喉嚨不適。

●**外出攜帶：**滾珠塗抹—選取 2～3 種精油調和為複方精油，放入精油瓶或滾珠瓶中調勻局部塗抹使用。

2. 按摩 推薦配方

薰衣草	6 滴
甜馬鬱蘭	4 滴
乳香	2 滴
甜杏仁油	20ml

使用方法

●**塗抹按摩：**將精油與植物油依比例稀釋調配成複方調合油倒在手心，用手掌讓精油慢慢溫熱，然後再塗抹到並按摩前、後頸部及肩部等部位，進行按摩。

●**外出攜帶：**滾珠塗抹—將上述精油調合植物油，放入滾珠瓶，依本書介紹的濃度和方法調製，即可使用。

呂老師私房 Tip

☆ 推薦抗菌＆抗病毒適用精油：乳香、檀香、橙花、薰衣草、甜馬鬱蘭、乳香、安息香。

☆ 經常使用聲帶的人，要養成保養喉嚨的習慣，每週使用乳香、薰衣草、檀香、玫瑰精油…等。

☆ 多喝蜂蜜水，可以淨化體液、減緩喉嚨痛，將 2 滴檸檬精油滴入純蜂蜜大半匙（5～8g），加入 240ml 的溫水調勻。

☆ 注意事項：若喉嚨已痛到無法張口、甚至吞嚥困難、痰中帶血，或常抽菸、喝酒的人，有長期喉嚨痛現象，應立即就醫治療。

鼻塞

　　鼻塞是因鼻腔呼吸道受阻，使得吸入空氣變少，氧氣不足，輕則會頭暈、注意力不集中、胸悶，重則導致頭痛、無法入睡。不只感冒會引起鼻塞的症狀，對花粉、灰塵過敏的人也會出現鼻塞症狀，兩者都可藉由芳香精油的擴香、嗅吸、塗抹、冷熱敷等照護方式，獲得緩解。

建議用油 方案 *1* 改 善 鼻 塞 嚴 重

1. 嗅吸 *推薦配方*

桉油醇迷迭香	4 滴
尤加利	2 滴
香桃木	4 滴
海鹽	1 茶匙 (5g)
葡萄籽油	10ml

使用方法

●**嗅吸**：將上述精油加入一茶匙海鹽，混合葡萄籽油調和後放入滴瓶中，使用時滴少許在掌心中搓熱後嗅吸。

●**外出攜帶**：香氛項鍊─建議選擇附有軟木塞的小型琉璃玻璃瓶作為項鍊墜，在瓶內倒入 4 ～ 6 滴精油，掛在頸部。

2. 塗抹 *推薦配方*

雪松	5 滴
桉油醇迷迭香	10 滴
薄荷	5 滴
無香精乳液	20 克

使用方法

●**塗抹**：將配方材料調勻成精油乳液，每次取適量直接塗抹臉部鼻翼兩側。

●本配方不適合外出攜帶使用。

呂老師私房 Tip

☆ 推薦適用精油：茶樹、尤加利、橙花、百里香、薰衣草、檸檬、薄荷、雪松、桉油醇迷迭香、香桃木。

高血壓

高血壓會帶來頭痛、焦慮，身心煩躁的狀況，嚴重一點，甚至會導致中風。高血壓往往伴隨著高血脂，容易產生血栓。為讓血管更健康，富彈性，減少發炎狀況，可用具有滋養作用的調和油按摩。此外，可選用讓情緒放鬆，不激動，緩解焦慮心情的精油擴香。

建議用油 方案 *1* 緩 和 血 流 速 率

1. 塗抹 推薦配方

薰衣草	12 滴
佛手柑	6 滴
依蘭	2 滴
分餾椰子油	20ml

使用方法

● **塗抹：**將配方材料調勻，取適量塗抹於胸口或腳底，每天早晚各一次。

● **外出攜帶：**滾珠塗抹—將上述精油調合植物油，放入滾珠瓶，依本書介紹的濃度和方法調製，即可使用。

2. 嗅吸 推薦配方

薰衣草	10 滴
野橘	10 滴
甜馬鬱蘭	20 滴

使用方法

● **嗅吸：**將配方材料調和為複方精油，可放入精油瓶或滾珠瓶中，或者滴1～2滴在手心搓熱直接嗅吸。

● **外出攜帶：**香氛項鍊—建議選擇附有軟木塞的小型琉璃玻璃瓶作為項鍊墜，在瓶內倒入 4 ～ 6 滴精油，掛在頸部。

呂老師私房 Tip

☆ 推薦適用單方精油：薰衣草、甜馬鬱蘭、山雞椒、香蜂草、野橘、佛手柑、依蘭、洋甘菊、乳香、橙花、天竺葵，可以依照需求與喜好香味任選其中3種精油，依本書說明調油使用。

建議用油 方案 **2** ㊃㊪㊟㊦㊊㊕ 心 因 性 高 血 壓

1. 超音波水氧機、擴香 推薦配方

橙花	5 滴
玫瑰天竺葵	10 滴
甜馬鬱蘭	15 滴

使用方法

● **嗅吸**：調成複方精油，隨時隨地滴 1～2滴在手心搓熱後直接嗅吸，或是在睡前30分鐘在臥室擴香。

● **外出攜帶**：噴瓶噴霧──將上述精油與穀物酒精調勻，再加入純水（或純露）調勻，依本書介紹的濃度和方法調製，即可使用。

2. 塗抹 推薦配方

薰衣草	6 滴
羅馬洋甘菊	4 滴
快樂鼠尾草	2 滴
分餾椰子油	20ml

使用方法

● **塗抹**：將配方材料調勻，取適量直接塗抹局部，例如胸口／腳底。

● **外出攜帶**：香氛項鍊──建議選擇附有軟木塞的小型琉璃玻璃瓶作為項鍊墜，在瓶內倒入4～6滴精油，掛在頸部。

呂老師私房 Tip

☆ 推薦適用單方精油：薰衣草、快樂鼠尾草、甜馬鬱蘭、羅馬洋甘菊、乳香、佛手柑、橙花、玫瑰天竺葵等，任選其中3種精油，依本書說明調油使用，60歲以上患有高血壓的長者推薦使用，自助按摩足部、手部或子女協助採用坐姿按摩每周1～2次，局部塗抹、薰香，都能紓緩情緒、照護心血管。

☆ 心因性高血壓，無論是坐姿或安排全身舒壓按摩，適用的精油為依蘭、薰衣草、甜馬鬱蘭、山雞椒、羅馬洋甘菊、玫瑰天竺葵、橙花、薄荷。

☆ 因情緒緊張所引起的血壓上升，可以選擇薰衣草、苦橙葉、薄荷、羅馬洋甘菊、德國洋甘菊精油，以純精油擴香儀在客廳擴香，幫助放鬆心情。

低血壓

　　低血壓的原因有可能來自於遺傳，或體質關係。外傷或女性經期間大量失血、身體缺水也會導致低血壓。長期服用降血壓藥或鎮靜劑的人也會出現低血壓症狀。此外，突然改變姿勢，從躺到站，或由坐到站，則可能出現姿勢性低血壓。低血壓會經常呈現四肢冰冷，鎮日昏沉、疲倦。平日若能運用芳香精油嗅吸、按摩、塗抹、熱敷、手足浴、泡澡，促進循環，可讓症狀獲得緩解。

建議用油 方案 *1* 　改 善 四 肢 冰 冷

1. 足浴 推薦配方

甜橙	20 滴
黑胡椒	10 滴
薑	10 滴

使用方法

●**足浴**：將配方調成複方精油，每次取 6 ～ 8 滴加入海鹽 2 大匙調勻，倒入溫熱的水中，進行足浴。

●**外出攜帶**：滾珠塗抹─將上述精油調合植物油，放入滾珠瓶，依本書介紹的濃度和方法調製，即可使用。

2. 塗抹 推薦配方

丁香	6 滴
迷迭香	8 滴
肉桂葉	4 滴
甜杏仁油	30ml

使用方法

●**塗抹**：將配方調成複方精油，取適量直接塗抹身體局部，例如手心或是腳底。

●**外出攜帶**：滾珠塗抹─將上述精油調合植物油，放入滾珠瓶，依本書介紹的濃度和方法調製，即可使用。

呂老師私房 Tip

☆ 推薦適用單方精油：肉桂葉、迷迭香、尤加利、百里香、黑胡椒、丁香。

心悸

心律不整、心臟病、或焦慮、恐慌症、貧血、發燒、甲狀腺機能亢進或咖啡因、藥物過量，都可能導致心跳過快、不規律的心悸症狀。為了平緩心跳，緩解心悸的狀態，可以運用芳香精油在環境中擴香、噴霧，或運用嗅吸、塗抹等方式緩解症狀。

建議用油 方案 1 穩定心跳、改善情緒

1. 嗅吸 推薦配方

橙花	10 滴
羅馬洋甘菊	10 滴
乳香	10 滴

使用方法

●**嗅吸**：上述精油分別滴入深色精油瓶，隨時滴 2～3 滴，搓熱手心進行嗅吸透過嗅覺吸入精油，經由呼吸系統吸收芳香分子，能讓身心同時得到平衡，改善情緒緊繃狀態。

●**外出攜帶**：香氛項鍊─建議選擇附有軟木塞的小型玻璃瓶容器作為項鍊墜，在瓶內倒入 4～6 滴精油，掛在頸部。

2. 塗抹 推薦配方

佛手柑	2 滴
依蘭	2 滴
薰衣草	3 滴
分餾椰子油	10cc

使用方法

●**滾珠瓶**：選取 2～3 種精油調和為複方精油，放入精油瓶或滾珠瓶中調勻使用，或滴在局部直接經皮吸收或滴在手掌心直接嗅吸。

●**外出攜帶**：香氛項鍊─建議選擇附有軟木塞的小型琉璃玻璃瓶作為項鍊墜，在瓶內倒入 4～6 滴精油，掛在頸部。

呂老師私房 Tip

☆ 推薦適用單方精油：橙花、玫瑰天竺葵、乳香、苦橙葉。

建議用油 方案 2 舒 壓、放 鬆 身 心

1. 塗抹 推薦配方

香蜂草	5 滴
乳香	5 滴
佛手柑	10 滴
分餾椰子油	20 ml

使用方法

● **塗抹**：將配方材料調勻，取適量直接塗抹手心、腳底或胸口。

● **外出攜帶**：噴瓶噴霧─將上述精油與穀物酒精調勻，再加入純水（或純露）調勻，依本書介紹的濃度和方法調製，即可使用。

2. 擴香 推薦配方

薰衣草	2 滴
佛手柑	2 滴
依蘭	2 滴

使用方法

● **水氧機／負離子擴香器**：取 2 ～ 6 滴直接滴入超音波水氧機（或負離子擴香器）使用。

● **外出攜帶**：滾珠塗抹─將上述精油調合植物油，放入滾珠瓶，依本書介紹的濃度和方法調製，即可使用。

呂老師私房 Tip

☆ 推薦適用單方精油：橙花、薰衣草、玫瑰、佛手柑、羅馬洋甘菊、乳香、薰衣草、苦橙葉、檸檬、依蘭依蘭、香蜂草。

☆ 香蜂草、乳香或橙花精油是處理心悸問題的最佳選擇，建議隨時配戴精油項鍊，不舒服的時候即使無法薰香，也可以打開項鍊的木塞，純精油滴在掌心搓熱做嗅吸，可以穩定心跳，改善不適。

☆ 經常因緊張焦慮而心悸的朋友，下班後，也可以用薰衣草精油、玫瑰或玫瑰天竺葵和浴鹽加入溫水中，讓自己舒服地泡個澡，解除壓力。

黑眼圈

經常熬夜的人，會出現俗稱的熊貓眼，也就是黑眼圈及眼袋。因為眼角下方微血管集中，一旦血液循環不良，會讓靜脈血液沉積，導致皮膚呈黃灰、青藍，甚至泛黑的顏色，同時淋巴液也會無法順利代謝，於是出現明顯的液狀眼袋。運用芳香精油按摩、塗抹，可有效緩解上述症狀。

建議用油 方案 *1* 淡 化 黑 眼 圈

1. 按摩 推薦配方

永久花	2 滴
玫瑰	2 滴
乳香	4 滴
甜杏仁油	15ml
玫瑰果油	5ml

使用方法

●**按摩**：將精油與植物油依比例稀釋調配成複方調合油倒在手心，用手掌讓精油慢慢溫熱，然後再塗抹眼部四周，用食指及中指的指腹進行按摩。

●**外出攜帶**：用玫瑰純露與純水稀釋後使用，一天噴二到三次局部使用，可以加強用指腹輕拍眼部四周。

●噴霧前必需先洗臉潔淨臉部。

2. 塗抹 推薦配方

永久花	4 滴
薰衣草	2 滴
羅馬洋甘菊	2 滴
甜杏仁油	20 ml
玫瑰果油	10 ml

使用方法

●**塗抹**：將配方精油調勻，取適量直接塗抹眼部四周，並加強眼部黑眼圈處，用中指、無名指的指腹點拍。

●**外出攜帶**：滾珠塗抹—將上述精油調合植物油，放入滾珠瓶，依本書介紹的濃度和方法調製，即可使用。

┌─ **呂老師私房 Tip** ─

☆ 推薦適用單方精油：永久花、玫瑰、乳香、薰衣草、羅馬洋甘菊。

建議用油 方案 *2* 消 除 眼 睛 浮 腫

1. 溫敷 推薦配方

羅馬洋甘菊	4 滴
乳香	4 滴
絲柏	4 滴

使用方法

● **熱敷或冷敷：** 將配方材料滴入 250 cc 溫水中，再將化妝棉浸入後稍擰乾水分，敷在眼睛上約 10 分鐘。此方法若改為冷水，即為冷敷。冷敷、熱敷交替使用，有助於好的血液循環，改善眼睛浮腫和黑眼圈。

● **外出攜帶：** 滾珠塗抹─將配方精油調合植物油，放入滾珠瓶，依本書介紹的濃度和方法調製，即可使用。

2. 塗抹 推薦配方

薰衣草	1 滴
永久花	1 滴
無香精乳液	10 克

使用方法

● **塗抹：** 將配方調勻成乳液，取適量直接塗抹眼部四周。

● **外出攜帶：** 噴瓶噴霧─將上述精油與穀物酒精調勻，再加入純水（或純露）調勻，依本書介紹的濃度和方法調製，即可使用。

呂老師私房 Tip

☆ 推薦適用單方精油：絲柏、乳香、羅馬洋甘菊。可以依照需求與喜好香味任選其中 3 種精油，依本書說明調油使用。

☆ 忙碌熬夜之後，黑眼圈若顏色加重時，可使用玫瑰純露代替化妝水，用化妝棉直接輕拍眼睛周圍，然後再做眼部局部輕柔按摩。

水腫

　　一般人長期久站、久坐會導致下肢靜脈栓塞，另外也會出現俗稱《經濟艙症候群》的水腫現象；女性在經期，會因荷爾蒙改變出現水腫；懷孕期間也可能因胎兒壓迫骨盆腔，使下肢循環變差而水腫；服用避孕藥、止痛藥、高血壓藥，也會有水腫的副作用。因癌症切除淋巴結的患者，也會因受傷、提重物而水腫。透過芳香精油照護，可緩解水腫的症狀，但肝臟、腎臟、心臟疾病也會水腫現象，若有嚴重不適，仍需就醫治療。

建議用油 方案 *1* 改善橘皮組織

1. 局部按摩 推薦配方

絲柏	10 滴
葡萄柚	10 滴
甜茴香	20 滴
甜杏仁油	20ml

使用方法

●**按摩：**全身乾刷後，局部按摩，促進淋巴流動防止脂肪局部堆積。將精油與植物油依比例稀釋調配成複方調合油倒在手心，用手掌讓精油慢慢溫熱，再塗抹到身體局部，進行按摩。

●**外出攜帶：**滾珠塗抹—將上述精油調合植物油，放入滾珠瓶，依本書介紹的濃度和方法調製，即可使用。

2. 塗抹 推薦配方

葡萄柚	4 滴
檸檬	4 滴
杜松漿果	4 滴
甜杏仁油	20ml

使用方法

●**塗抹：**將配方精油調勻，取適量直接塗抹小腿，並加強腳踝。

●**外出攜帶：**噴瓶噴霧—將上述精油與穀物酒精調勻，再加入純水（或純露）調勻，依本書介紹的濃度和方法調製而成，即可使用。

建議用油 方案 2 腳 步 輕 盈

1. 足浴 推薦配方

野橘 .... 10 滴
迷迭香 .... 10 滴
杜松漿果 .... 10 滴

使用方法

●**足浴**：將配方調成複方精油，每日睡前 1 小時取 6～8 滴加 2 大匙海鹽，倒入溫熱的洗澡水中，進行足部芳香泡腳。

●**外出攜帶**：滾珠塗抹─將上述精油調合植物油，放入滾珠瓶，依本書介紹的濃度和方法調製，即可使用。

2. 按摩 推薦配方

檸檬香茅 .... 6 滴
薑 .... 4 滴
杜松漿果 .... 8 滴
分餾椰子油 30ml

使用方法

●**按摩**：將配方調成複方精油，每晚睡前取適量按摩局部以及小腿，並加強腳踝、腳指及腳背。

●**外出攜帶**：噴瓶噴霧─將上述精油與穀物酒精調勻，再加入純水（或純露）調勻，依本書介紹的濃度和方法調製，即可使用。

呂老師私房 Tip

☆ 推薦適用單方精油：有臀部肥胖、下肢水腫、橘皮等煩惱的朋友，可嘗試用檸檬香茅、甜茴香、杜松漿果、桉油醇迷迭香、葡萄柚、薑、肉桂葉等純精油調基礎油，每晚自己做身體局部按摩。可以依照需求與喜好香味任選其中 3 種精油，依本書說明調油使用。

☆ 容易下肢水腫的人，可利用複方純精油調油，定期做身體或腿部及足踝四周按摩，以促進血液循環以及淋巴淨化。

脹氣

　　脹氣是食物在腸胃道中細菌感染、食物發酵消化產生氣體，沒有藉由打嗝、放屁排出，或吃東西狼吞虎嚥，邊說邊吃、喝了容易產氣的碳酸飲料、啤酒，吃了容易產氣的食物例如豆類製品導致。也有人是緊張時頻頻吞口水而吞下過多空氣，或生活壓力太大，緊張而導致胃酸過多，產生二氧化碳，或先天缺乏乳糖酶，有乳糖不耐症的人，在消化乳糖時，產生大量氣體而形成脹氣。藉由芳香精油塗抹、按摩或泡澡，甚至飲用茶飲，可以幫助排氣，緩解脹氣的不適。

建議用油　方案 *1*　消　除　脹　氣

1. 腹部按摩 推薦配方

荳蔻	4 滴
薑	4 滴
薄荷	2 滴
甜杏仁油	10 ml

使用方法

●**腹部按摩**：按摩胃部、下背部，而下腹部依順時鐘方向按摩，下背部著重於脊椎兩側直到接近肛門處。

●**外出攜帶**：滾珠塗抹—選取 2 ～ 3 種精油調和為複方精油，放入精油瓶或滾珠瓶中調勻局部塗抹使用。

2. 塗抹 推薦配方

佛手柑	10 滴
甜茴香	4 滴
薑	6 滴
無香精乳液	20 克

使用方法

●**塗抹**：將配方調勻乳液，取適量直接塗抹腹部以及下背部脊椎兩側。

●**外出攜帶**：滾珠塗抹—將上述精油調合植物油，放入滾珠瓶，依本書介紹的濃度和方法調製，即可使用。

> ┌─ **呂老師私房 Tip**
>
> ☆ 推薦適用單方精油：佛手柑、檸檬香茅、甜茴香、荳蔻、迷迭香、薄荷。

消化不良

　　吃太快，吃太多、太油，或喝太多含咖啡因飲料，導致胃酸與消化酵素分泌不均，或體重過重壓迫胃，都會導致消化不良。老菸槍或喝太多酒、服用阿斯匹靈及非類固醇止痛劑等藥物，也會加重消化不良症狀，導致胃痛、噁心、打嗝等不適，甚至有俗稱「火燒心」的胸口灼熱感。除了平常養成良好飲食習慣，平時腸胃保養或當症狀發生時，可運用芳香精油，以塗抹等方式緩解不適。

建議用油 方案 *1* 健 胃 助 消 化

1. 塗抹 推薦配方

佛手柑	5 滴
甜橙	5 滴
肉桂	2 滴
無香精乳液	20g

使用方法

● **塗抹**：將配方材料混合均勻，取適量用手掌慢慢搓勻、溫熱後，塗抹於胃區與下腹部腸道、下背部。

● **外出攜帶**：滾珠塗抹—將上述精油調合植物油，放入滾珠瓶，依本書介紹的濃度和方法調製，即可使用。

2. 塗抹 推薦配方

黑胡椒	2 滴
甜橙	5 滴
德國洋甘菊	5 滴
甜杏仁油	20ml

使用方法

● **塗抹**：精油依比例調勻乳液直接塗抹於胃區與下腹部腸道、下背部。

● **外出攜帶**：滾珠塗抹—將上述精油調合植物油，放入滾珠瓶，依本書介紹的濃度和方法調製，即可使用。

呂老師私房 Tip

☆ 推薦適用單方精油：佛手柑、檸檬、肉桂、薄荷、甜茴香、甜馬鬱蘭。

便祕

只要一週排便量少於三次，或必須用力才能排便，都可以說是便秘。但多久排便一次才算正常，則因人而異。造成便秘的原因，主要是水分補充不足、膳食纖維攝取不足，缺乏運動或懷孕婦女，也會有便秘現象。某些特定的藥物，或長期使用瀉藥的人，也會便秘。也有人是因為壓力太大的心理因素，導致排便習慣改變而便祕。除了多食用富含膳食纖維的食物、多運動，多喝水外，還可運用芳香療法，以按摩、塗抹、泡澡等方式，促進循環，增進腸胃蠕動，平衡自律神經系統，紓壓解鬱。

建議用油 方案 *1* 促 進 腸 道 蠕 動

1. 局部按摩 推薦配方

豆蔻	3 滴
肉桂葉	3 滴
迷迭香	6 滴
甜杏仁油	20 ml

使用方法

●**腹部按摩**：進行 D 型淋巴按摩，按摩下腹部或下背部，下腹部依大腸ㄇ字型走向，順時鐘方向按摩，下背部著重於脊椎兩側直到接近肛門處。

●**外出攜帶**：滾珠塗抹—將上述精油調合植物油，放入滾珠瓶，依本書介紹的濃度和方法調製，即可使用。

2. 塗抹 推薦配方

甜茴香	4 滴
玫瑰天竺葵	10 滴
橙花	4 滴
無香精乳液	30 克

使用方法

●**塗抹**：將配方材料混合均勻，取適量直接塗抹於腹部、下背部。

●**外出攜帶**：滾珠塗抹—將上述精油調合植物油，放入滾珠瓶，依本書介紹的濃度和方法調製，即可使用。

焦慮

因為壓力太大而焦慮，會促使交感神經過度興奮，不僅加速腎上腺素分泌，導致心悸、高血壓、頭痛、消化不良、頻尿等生理狀況，也會讓情緒失控，易發脾氣、坐立不安，有些人會因此借助菸、酒的力量化解，卻因此上癮，讓身體健康崩壞。若能透過芳香療法的擴香、嗅吸、塗抹照護，可紓解壓力，緩解症狀。

建議用油 方案 *1* 安 撫 情 緒

1. 嗅吸 推薦配方

羅勒	5 滴
甜馬鬱蘭	10 滴
佛手柑	10 滴

使用方法

●**嗅吸**：將上述精油調和成複方精油，或選擇其中一種純油，滴 1 ～ 2 滴於掌心，搓熱後直接吸聞。

●**外出攜帶**：滾珠塗抹─選取 2 ～ 3 種精油調和為複方精油，放入精油瓶或滾珠瓶中調勻使用，或滴在局部直接經皮吸收或滴在手掌心直接嗅吸。

2. 按摩 推薦配方

甜橙	3 滴
尤加利	2 滴
天竺葵	5 滴
甜杏仁	10cc

使用方法

●**按摩**：將配方材料混合均勻，每晚睡前取適量按摩背部，或自己按摩腿部及足部。

●**外出攜帶**：噴瓶噴霧─將上述精油與穀物酒精調勻，再加入純水（或純露）調勻，依本書介紹的濃度和方法調製，即可使用。

呂老師私房 Tip

☆ 推薦適用單方精油：羅勒、甜馬鬱蘭、佛手柑，可以依照需求與喜好香味任選其中 3 種精油，依本書說明調油使用。

建議用油 方案 2 釋 放 深 層 壓 力

1. 塗抹胸口 推薦配方

橙花	2 滴
羅馬洋甘菊	2 滴
乳香	2 滴
分餾椰子油	10ml

使用方法

● **塗抹**：將配方材料混合均勻，取適量可隨意塗抹於胸口以及心輪。

● **外出攜帶**：滾珠塗抹—將上述精油調合植物油，放入滾珠瓶，依本書介紹的濃度和方法調製，即可使用。

2. 嗅吸 推薦配方

天竺葵	6 滴
薰衣草	6 滴
葡萄柚	6 滴

使用方法

● **嗅吸**：選取 1 ～ 2 滴複方精油，滴在手心直接嗅吸。

● **外出攜帶**：噴瓶噴霧—將上述精油與穀物酒精調勻，再加入純水（或純露）調勻，依本書介紹的濃度和方法調製，即可使用。

呂老師私房 Tip

☆ 推薦適用單方精油：野橘、佛手柑、絲柏、萊姆、橙花、廣藿香、玫瑰、天竺葵、香蜂草、快樂鼠尾草、德國洋甘菊、羅馬洋甘菊、乳香、甜馬鬱蘭等。乳香能調息、增長呼吸的深度；甜馬鬱蘭的芳香分子能增加腦內血清素的分泌，化解因過度焦慮而失眠的情況。可以依照需求與喜好香味任選其中 3 種精油，依本書說明調油使用。

☆ 芳香保健能舒展身心，對焦慮的個案照護有不錯的效果。依情況不同，可以多做選擇喜好的精油和使用方法。

☆ 注意事項：有些食物或藥物會引發焦慮的症狀，例如服用抗憂鬱症藥物，初期會出現焦慮現象，此時應立即就診，不能擅自停藥或減量。

沮喪、憂鬱

憂鬱症發生的原因很多，基因遺傳、腦內神經傳導物質減少、內分泌不平衡、身心疾病或大腦病變，有些人可能遭逢天災人禍、生活壓力、親人驟逝、疾病纏身，或女性生產過後出現產後憂鬱症，或在更年期也容易引發憂鬱症。除了尋求心理治療外，平常可運用芳香療法的擴香、嗅吸、塗抹等方式，撫平創傷、釋放壓抑的情緒，讓心情變好。

建議用油　方案 *1* 舒 展 身 心

1. 泡澡 推薦配方

薰衣草	5 滴
甜馬鬱蘭	5 滴
橙花	2 滴
小蘇打粉	10g

使用方法

● **泡澡**：將上述精油加入小蘇打粉溶解後，倒入裝有溫水（約 37℃ 至 39℃）的浴缸中，藉由泡澡和舒適的水溫來攝取香氛分子。依個人需要可添加精油的總滴數為 2 ～ 12 滴。

● **外出攜帶**：香氛項鍊—建議選擇附有軟木塞的小型玻璃瓶容器作為項鍊墜，在瓶內倒入 4 ～ 6 滴精油，掛在頸部。

2. 塗抹 推薦配方

橙花	2 滴
苦橙葉	2 滴
薰衣草	6 滴
無香精乳液	10 克

使用方法

● **塗抹**：選取 1 ～ 2 滴複方精油，可隨意塗抹於胸口以及心輪。

● **外出攜帶**：香氛項鍊—建議選擇附有軟木塞的小型玻璃瓶容器作為項鍊墜，在瓶內倒入 4 ～ 6 滴精油，掛在頸部。

建議用油 方案 *2* 釋 懷 一 切、提 升 自 信

1. 塗抹胸前 推薦配方

橙花	2 滴
茉莉	2 滴
玫瑰	6 滴
香膏基劑	10g

使用方法

● **塗抹**：取香膏基劑隔水加熱，待稍微回溫後再加入橙花、茉莉、玫瑰精油。可隨身攜帶可當香水使用，取適量塗抹於胸前、手腕內側。

● **外出攜帶**：滾珠塗抹—將上述精油調合植物油，放入滾珠瓶，依本書介紹的濃度和方法調製，即可使用。

2. 芳香浴 推薦配方

薰衣草	3 滴
佛手柑	3 滴
乳香	2 滴
海鹽	2 大匙（30 克）

使用方法

● **芳香浴**：依個人喜好香味濃淡加入精油滴數，一般建議滴入 2 ～ 12 滴精油，依個人需要而選取滴數。

● **外出攜帶**：香氛項鍊—建議選擇附有軟木塞的小型玻璃瓶容器作為項鍊墜，在瓶內倒入 4 ～ 6 滴精油，掛在頸部。

呂老師私房 Tip

☆ 推薦適用單方精油：紓解精神壓力是芳香照護的強項，想將憂鬱情緒轉化，我最常推薦的有：甜馬鬱蘭、雪松、快樂鼠尾草、玫瑰天竺葵、乳香、佛手柑，以及花香類精油，如橙花、茉莉、大馬士革玫瑰、洋甘菊、薰衣草、依蘭依蘭等等，依個人對香味的喜好，從中挑選 2、3 種單方精油。無論是全身按摩、芳香浴等，可以更寵愛自己，舒壓解憂。

☆ 此外，可為自己調配香膏、個人化香水等芳香小物，隨身攜帶，方便使用，可以掃除情緒烏雲，給自己一個晴天。

疲勞

現在人經常處於忙碌狀態,但是有時候卻會沒來由地提不起精神做事,若長期出現身心疲憊的狀況,很可能變成慢性疲勞,甚至破壞免疫力,讓健康亮起紅燈。為了避免最糟的狀況發生,平日就可以運用芳香療法,舒緩身心,提振精神。

建議用油 方案 1 釋放包袱、迎接挑戰

1. 嗅吸 推薦配方

檸檬	4 滴
杜松漿果	10 滴
佛手柑	6 滴

使用方法

●**嗅吸:**將配方調成複方精油,滴 1 ～ 2 滴在手掌心搓熱,直接嗅吸。

●**外出攜帶:**滾珠塗抹──將上述精油調合植物油,放入滾珠瓶,依本書介紹的濃度和方法調製,即可使用。

2. 按摩 推薦配方

杜松漿果	4 滴
檸檬	10 滴
檀香	4 滴
甜杏仁油	20ml
橄欖油	10ml

使用方法

●**全身按摩:**將精油與植物油依比例稀釋調配成複方調合油倒在手心,用手掌讓精油慢慢溫熱,然後再塗抹到各部位,進行按摩。

●**外出攜帶:**香氛項鍊──建議選擇附有軟木塞的小型玻璃瓶容器作為項鍊墜,在瓶內倒入 4 ～ 6 滴精油,掛在頸部。

建議用油 方案 *2* 甩 脫 疲 憊 、 展 翅 高 飛

1. 嗅吸 推薦配方

甜橙	10 滴
薑	5 滴
肉桂	5 滴

使用方法

● **擴香**（水氧機／負離子擴香器）：
將配方調成複方精油，取 2～6 滴直接滴入超音波水氧機（或負離子擴香器）使用。

● **外出攜帶**：噴瓶噴霧─將上述精油與穀物酒精調勻，再加入純水（或純露）調勻，依本書介紹的濃度和方法調製，即可使用。

2. 塗抹 推薦配方

豆蔻	5 滴
檸檬	5 滴
乳香	10 滴
無香精乳液	20 克

使用方法

● **塗抹**：將配方材料調勻，取適量直接塗抹心輪或太陽神經叢。

● **外出攜帶**：滾珠塗抹─將上述精油調合植物油，放入滾珠瓶，依本書介紹的濃度和方法調製，即可使用。

呂老師私房 Tip

☆ 推薦適用單方精油：茶樹、甜橙、尤加利、薑、肉桂、乳香，可以依照需求與喜好香味任選其中 3 種精油，依本書說明調油使用。

失眠

　　據統計，台灣每年服用 3 億 2 千 7 百萬顆安眠藥，平均一人一天要吃 14 顆，由此可見失眠問題多嚴重。壓力太大、用腦過度，都有可能導致失眠。一星期中，若有 3 天入睡時間躺在床上需等待超過 30 分鐘以上才能入睡，且持續超過 1 個月，就被視為慢性失眠。長期失眠會導致得到高血壓、心血管疾病、糖尿病的機率升高。但是光靠藥物無法徹底擺脫失眠，若能在平日佐以芳香療法輔助，或可降低對藥物的依賴性。

建議用油 方案 *1*　放 鬆 舒 眠

1. 香膏塗抹 推薦配方

薰衣草	10 滴
快樂鼠尾草	5 滴
甜馬鬱蘭	5 滴
香膏基劑	20 克

使用方法

● **塗抹**：將配方材料調製成香膏，取適量塗抹於胸口及腳底，用量省、效果也更直接。具鎮定、舒緩、平衡作用，使煩躁情緒平靜下來培養睡意。

● **外出攜帶**：滾珠塗抹─將上述精油調合植物油，放入滾珠瓶，依本書介紹的濃度和方法調製，即可使用。

2. 全身按摩 推薦配方

薰衣草	6 滴
羅馬洋甘菊	4 滴
岩蘭草	2 滴
甜杏仁油	20ml

使用方法

● **全身按摩**：將精油與植物油依比例稀釋調配成複方調合油倒在手心，用手掌讓精油慢慢溫熱，然後再塗抹到各部位，進行按摩。

● **外出攜帶**：滾珠塗抹─將上述精油調合植物油，放入滾珠瓶，依本書介紹的濃度和方法調製，即可使用。

建議用油 方案 2 焦 慮 不 安 難 以 入 睡

1. 芳香浴 推薦配方

岩蘭草 ⸺⸺⸺⸺⸺⸺⸺⸺ 2 滴
薰衣草 ⸺⸺⸺⸺⸺⸺⸺⸺ 4 滴
甜馬鬱蘭 ⸺⸺⸺⸺⸺⸺⸺ 2 滴
海鹽 ⸺⸺⸺⸺ 兩大匙（約 30 克）

使用方法

⬤ **沐浴**：將上述精油加入適量浴鹽，溶於水中，進行盆浴，可紓壓解鬱、鬆弛身心，使情緒受到安撫作用產生鎮靜效果。

⬤ **外出攜帶**：香氛項鍊—建議選擇附有軟木塞的小型琉璃玻璃瓶作為項鍊墜，在瓶內倒入 4 ～ 6 滴精油，掛在頸部。

2. 塗抹 推薦配方

橙花 ⸺⸺⸺⸺⸺⸺⸺⸺⸺ 5 滴
苦橙葉 ⸺⸺⸺⸺⸺⸺⸺⸺ 5 滴
乳香 ⸺⸺⸺⸺⸺⸺⸺⸺ 10 滴
無香精乳液 ⸺⸺⸺⸺⸺⸺ 20 克

使用方法

⬤ **塗抹**：將配方材料混合均勻，取適量直接塗抹胸口、太陽神經叢、腳底。

⬤ **外出攜帶**：香氛項鍊—建議選擇附有軟木塞的小型琉璃玻璃瓶作為項鍊墜，在瓶內倒入 4 ～ 6 滴精油，掛在頸部。

呂老師私房 Tip

☆ 推薦適用單方精油：苦橙葉、薰衣草、快樂鼠尾草、乳香、岩蘭草、甜馬鬱蘭、羅馬洋甘菊，可以依照需求與喜好香味任選其中 3 種精油，依本書說明調油使用。

建議用油 方案 3　筋 疲 力 竭 無 法 入 睡

1. 足部按摩 推薦配方

甜馬鬱蘭	2 滴
羅馬洋甘菊	4 滴
岩蘭草	2 滴
分餾椰子油	10ml

使用方法

●**背部／足部腳趾按摩：**足部按摩時，重點在於逐一按摩腳趾，可消除疲勞、溫暖身心，使過度緊繃的肌肉得以放鬆而產生睡意。

●**外出攜帶：**滾珠塗抹─將上述精油調合植物油，放入滾珠瓶，依本書介紹的濃度和方法調製，即可使用。

2. 背部按摩 推薦配方

乳香	6 滴
佛手柑	4 滴
歐白芷	2 滴
荷荷葩油	20ml

使用方法

●**按摩：**將精油與植物油依比例稀釋調配成複方調合油倒在手心，用手掌讓精油慢慢溫熱，然後再塗抹到各部位，進行按摩。

●**外出攜帶：**滾珠塗抹─將上述精油調合植物油，放入滾珠瓶，依本書介紹的濃度和方法調製，即可使用。

呂老師私房 Tip

☆ 輔助安眠推薦精油：苦橙葉、薰衣草、佛手柑、甜馬鬱蘭、羅馬洋甘菊、德國洋甘菊、歐白芷、乳香，可以依照需求與喜好香味任選其中 3 種精油，依本書說明調油使用。

☆ 為失眠的朋友特別推薦以下使用方法：
1. 定期性坐姿按摩或全身按摩：紓壓解鬱，對改善長期性失眠很有幫助。
2. 睡前足部按摩：精油能直接由皮膚滲透微血管，是天然的助眠良方。
3. 睡前純油吸聞：將純油手心，搓熱嗅吸，形成芳香氛圍，助舒眠。
4. 泡澡（全身）、泡腳（足部）：既可消除疲勞，又能放鬆緊張情緒。

壓力管理

現代人生活忙碌，往往因壓力太大，刺激腎上腺素分泌，使得身體長期處於備戰狀態而出現心跳加速、呼吸加劇、肌肉繃緊等現象。這是壓力引致的「神經緊張」，與焦慮、恐懼症很相似。平常若能妥善運用芳香療法紓解壓力，讓情緒保持平衡鎮靜，可有效緩解上述症狀。

建議用油 方案 *1* 舒 緩 壓 力、平 衡 鎮 靜

1. 塗抹 推薦配方

檀香	2 滴
薰衣草	8 滴
羅馬洋甘菊	2 滴
無香精乳液	20 克

使用方法

●**塗抹**：將配方材料混合均勻，取適量直接塗抹胸口、太陽神經叢、腳底。

●**外出攜帶**：滾珠塗抹─將上述精油調合植物油，放入滾珠瓶，依本書介紹的濃度和方法調製，即可使用。

2. 擴香 推薦配方

檜木	2 滴
檀香	2 滴
冷杉	4 滴

使用方法

●**擴香**：將配方材料混合均勻，取2～6滴直接滴入超音波水氧機（或負離子擴香器）使用。

●**外出攜帶**：滾珠瓶─選取2～3種精油調和為複方精油，放入精油瓶或滾珠瓶中調勻使用，或滴在局部直接經皮吸收，或滴在手掌心直接嗅吸。

呂老師私房 Tip

☆ 推薦適用單方精油：檜木、絲柏、雪松、檀香、冷杉、乳香、茉莉、橙花，依照需求與喜好香味任選其中3種精油，依本書說明調油使用。

☆ 檜木精油香味清新；木質類精油提供大自然能量，沉澱心靈是壓力管理與情緒舒展的首選精油。

建議用油 方案 *2* 提 高 競 爭 力

1. 嗅吸 推薦配方

檸檬	1 滴
薄荷	1 滴
迷迭香	1 滴

使用方法

● **嗅吸**：將配方材料混合均勻，滴 1～2 滴在手掌心搓熱直接嗅吸。

● **外出攜帶**：滾珠塗抹─將上述精油調合植物油，放入滾珠瓶，依本書介紹的濃度和方法調製，即可使用。

2. 塗抹 推薦配方

檀香	6 滴
乳香	4 滴
百里香	2 滴
無香精乳液	20 克

使用方法

● **塗抹**：將配方材料混合均勻，取適量直接塗抹眉心輪跟頂輪。

● **外出攜帶**：噴瓶噴霧─將上述精油與穀物酒精調勻，再加入純水（或純露）調勻，依本書介紹的濃度和方法調製而成，即可使用。

呂老師私房 Tip

☆ 推薦適用單方精油：檸檬、薄荷、迷迭香、雪松、絲柏，可以依照需求與喜好香味任選其中 3 種精油，依本書說明調油使用。

建議用油 方案 *3* 恢復活力、追求夢想

1. 嗅吸 推薦配方

檀香	1 滴
尤加利	1 滴
甜橙	1 滴

使用方法

●**擴香（水氧機／負離子擴香器）：** 將配方材料混合均勻，取 2～6 滴直接滴入超音波水氧機（或負離子擴香器）使用。

●**外出攜帶：** 子彈嗅吸瓶—選取 2～3 種精油調和為複方精油，放入子彈嗅吸瓶中使用。

2. 塗抹 推薦配方

佛手柑	6 滴
橙花	4 滴
檀香	2 滴
分餾椰子油	20ml

使用方法

●**塗抹：** 將配方材料混合均勻，取適量直接塗抹眉心輪跟頂輪。

●**外出攜帶：** 滾珠塗抹—將上述精油調合植物油，放入滾珠瓶，依本書介紹的濃度和方法調製，即可使用。

呂老師私房 Tip

☆ 推薦適用單方精油：檀香、尤加利、甜橙、萊姆、檸檬、廣藿香，可以依照需求與喜好香味任選其中 3 種精油，依本書說明調油使用。

肩頸痠痛

　　現代人經常久坐於電腦桌前，伏案工作，或長時間低頭滑手機，因為姿勢不當、過度使用，導致肩頸肌肉痠痛，甚至出現坐骨神經痛的症狀。此時若能善用芳香療法的按摩、塗抹、噴霧、冷熱敷、泡澡等方式，可以緩解症狀。

建議用油　方案 *1*　舒 緩 痠 痛

1. 芳香浴 推薦配方

迷迭香	3 滴
杜松漿果	1 滴
薑	2 滴
海鹽	兩大匙（約 30 克）

使用方法

● **泡澡**：將配方材料混合均勻，取適量滴入裝有熱水的浴盆中，洗個芳香浴，對舒緩痠痛有直接的效果，還能提高體溫，幫助循環。

● **外出攜帶**：滾珠塗抹──將上述精油調合植物油，放入滾珠瓶，依本書介紹的濃度和方法調製，即可使用。

2. 按摩 推薦配方

檸檬香茅	4 滴
迷迭香	4 滴
檜木	2 滴
分餾椰子油	10ml

使用方法

● **按摩**：將精油與植物油依比例稀釋調配成複方調合油倒在手心，用手掌讓精油慢慢溫熱，然後再肩頸塗抹，進行按摩。

● **外出攜帶**：噴瓶噴霧──將上述精油與穀物酒精調勻，再加入純水（或純露）調勻，依本書介紹的濃度和方法調製，即可使用。

呂老師私房 Tip

☆ 推薦適用單方精油：迷迭香、杜松漿果、檸檬香茅、薑、迷迭香、乳香。

小腿肚痠痛

　　平常缺乏運動的人，若突然長途跋涉、爬山、長跑、或做激烈的運動，很容易出現小腿肚痠痛的現象，更嚴重的還會有小腿痙攣、抽筋等症狀。此時妥善運用芳香療法，以按摩、塗抹、冷熱敷等方式，可以止痛，緩解症狀。

建議用油　方案 *1* 消 除 疲 勞 及 痠 痛

1. 局部按摩 推薦配方

佛手柑......................................5 滴
迷迭香......................................10 滴
薰衣草......................................5 滴
葡萄籽油....................................5ml
甜杏仁油....................................15ml

使用方法

●**按摩**：將配方材料混合均勻，取適量做深層肌肉按摩，運動前後都可以使用。也可以平日保養，在睡前局部按摩小腿肚。

●**外出攜帶**：噴瓶噴霧─將上述精油與穀物酒精調勻，再加入純水（或純露）調勻，依本書介紹的濃度和方法調製，即可使用。

2. 塗抹 推薦配方

檸檬香茅....................................5 滴
馬鬱蘭......................................5 滴
迷迭香......................................10 滴
無香精乳液..................................20 克

使用方法

●**塗抹**：將配方材料混合均勻，取適量直接塗抹小腿。

●**外出攜帶**：滾珠塗抹─將上述精油調合植物油，放入滾珠瓶，依本書介紹的濃度和方法調製，即可使用。

　呂老師私房 Tip

☆ 推薦適用單方精油：佛手柑、迷迭香、薰衣草、茶樹、馬鬱蘭。

下背疼痛

因長期姿勢不良,或支撐脊椎的韌帶退化,因此讓脊椎側彎或滑脫,於是壓迫到神經,周邊的肌肉為了支撐已走位的脊椎,也隨之產生發炎症狀,於是出現腰痠背痛或下背痛。平時不妨妥善運用芳香療法,以按摩、塗抹,或熱敷的方式,緩解疼痛症狀。

建議用油 方案 1 緩 解 疼 痛

1. 塗抹 推薦配方

馬鬱蘭	8 滴
檸檬香茅	5 滴
薰衣草	5 滴
甜杏仁油	20ml

使用方法

● **塗抹**:將配方材料混合均勻,取適量直接塗抹腿部。

● **外出攜帶**:滾珠塗抹─將上述精油調合植物油,放入滾珠瓶,依本書介紹的濃度和方法調製,即可使用。

2. 按摩 推薦配方

尤加利	4 滴
迷迭香	4 滴
乳香	10 滴
無香精乳液	30 克

使用方法

● **按摩**:將精油與植物油依比例稀釋調配成複方調合油倒在手心,用手掌讓精油慢慢溫熱,然後再塗抹到腿部,進行按摩。

● **外出攜帶**:噴瓶噴霧─將上述精油與穀物酒精調勻,再加入純水(或純露)調勻,依本書介紹的濃度和方法調製而成,即可使用。

呂老師私房 Tip

☆ 推薦適用單方精油:德國洋甘菊、薰衣草、馬鬱蘭、茶樹、檸檬草、絲柏。

經前症候群

　　女性在月經來臨前 2 ～ 3 天至 2 周前，會出現熱潮紅、噁心、倦怠、胸部、下腹部腫脹、脹氣、便秘、腹瀉等不同症狀，有些人則有嗜睡、失眠、頭痛、疲勞、情緒不穩，變得易怒、敏感的現象，這些現象統稱《經前症候群》。原因可能是暫時性荷爾蒙失調或大腦缺乏血清素，但遺傳、壓力、營養不足或生活習慣不佳、環境汙染、抽菸、過勞等因素也有影響。除了平常養成良好作息與飲食習慣，當上述症狀出現時，適度運用芳香療法，以按摩、塗抹方式緩解，或在室內擴香，穩定情緒。

建議用油　方案 *1*　**經　前　焦　慮**

1. 嗅吸 推薦配方

香蜂草	2 滴
薰衣草	2 滴
洋甘菊	2 滴

使用方法

●**水氧機／負離子擴香器**：將配方材料混合均勻，取 2 ～ 6 滴直接滴入超音波水氧機（或負離子擴香器）使用。

●**外出攜帶**：滾珠塗抹—將上述精油調合植物油，放入滾珠瓶，依本書介紹的濃度和方法調製，即可使用。

2. 塗抹 推薦配方

馬鬱蘭	10 滴
檀香	6 滴
快樂鼠尾草	4 滴
無香精乳液	20 克

使用方法

●**塗抹**：將配方材料混合均勻，取適量直接塗抹胸口、太陽神經叢。

●**外出攜帶**：噴瓶噴霧—將上述精油與穀物酒精調勻，再加入純水（或純露）調勻，依本書介紹的濃度和方法調製，即可使用。

> **呂老師私房 Tip**
>
> ☆ 推薦適用單方精油：馬鬱蘭、檀香、快樂鼠尾草、香蜂草、薰衣草、洋甘菊。

建議用油 方案 2 身體放鬆、心情平和

1. 塗抹 推薦配方

甜馬鬱蘭	10 滴
乳香	5 滴
橙花	5 滴
甜杏仁油	15ml
月見草油	5ml

使用方法

●**塗抹腹部**：將精油與植物油依比例稀釋調配成複方調合油倒在手心，用手掌讓精油慢慢溫熱，然後再塗抹到胸口和太陽神經叢。

●**外出攜帶**：香氛項鍊─建議選擇附有軟木塞的小型琉璃玻璃瓶作為項鍊墜，在瓶內滴入 4～6 滴精油，掛在頸部。

2. 塗抹 推薦配方

苦橙葉	4 滴
橙花	4 滴
茉莉	2 滴
香膏基劑	10 克

使用方法

●**塗抹**：精油依比例調香膏直接塗抹胸口和太陽神經叢。

●**外出攜帶**：香膏塗抹─將上述精油調合成複方精油，放入香膏基劑，依本書介紹的濃度和方法調製而，即可使用。

呂老師私房 Tip

✿ 芳香照護對經前症候群的效果極佳，常用的精油包括佛手柑、薰衣草、玫瑰天竺葵、羅馬洋甘菊、玫瑰、茉莉，只要在室內使用負離子擴香器，就可以放鬆心情享受香氛。尤其月經來前 10 天左右，可從上述精油任選 3 種，進行薰香照護。

✿ 有些女性在月經前，會出現身體水腫及情緒低等症狀，這時，我會建議改用天竺葵、甜茴香、快樂鼠尾草等精油各 4～5 滴按摩腹部和小腿，既能消除水腫，對於經血的排出具有疏通作用。

經痛

約有 90% 育齡女性都曾經歷經痛症狀。經痛通常發生在月經來之前數小時或月經來了之後，下腹部會有痙攣性疼痛與陣痛，月經來第一天，疼痛最劇烈，且持續 2~3 天，有些人的疼痛會延伸到腰薦椎、後背部及大腿，嚴重到無法進行日常活動，須請生理假，臥床休息。

建議用油 方案 1 緩 解 疼 痛

1. 局部塗抹 推薦配方

快樂鼠尾草	5 滴
羅馬洋甘菊	5 滴
薰衣草	10 滴
無香精乳液	20 克

使用方法

●**局部塗抹**：將配方材料混合均勻，取適量每晚塗抹於腹部和下背部（靠近腰部）。

●**外出攜帶**：滾珠塗抹—將上述精油調合植物油，放入滾珠瓶，依本書介紹的濃度和方法調製，即可使用。

2. 熱敷 推薦配方

薰衣草	3 滴
馬鬱蘭	3 滴
佛手柑	2 滴

使用方法

●**熱敷**：取臉盆放置熱水，添加精油後，放入棉布或美容巾浸泡，然後用棉布或美容巾做局部貼敷。熱敷時上層可用保鮮膜或塑膠袋再封一層，再覆蓋熱毯或厚的毛巾，效果會更好，使用時間大約 15 ～ 20 分鐘，期間可更換熱敷布，保持溫度。

●**外出攜帶**：香氛項鍊—建議選擇附有軟木塞的小型玻璃瓶容器作為項鍊墜，在瓶內倒入 4 ～ 6 滴精油，掛在頸部。

建議用油 方案 *2* 改善經血過多

1. 局部塗抹 推薦配方

快樂鼠尾草 5 滴
玫瑰天竺葵 10 滴
絲柏 5 滴
甜杏仁油 15ml
月見草油 5ml

使用方法

●**塗抹**：將配方材料混合均勻，取適量輕揉塗抹複部和背部，也可以將取適量滴在毛巾上熱敷腹部。

●**外出攜帶**：滾珠塗抹─將上述精油調合植物油，放入滾珠瓶，依本書介紹的濃度和方法調製，即可使用。

2. 塗抹 推薦配方

乳香 10 滴
絲柏 6 滴
快樂鼠尾草 4 滴
無香精乳液 20 克

使用方法

●**塗抹**：將配方材料混合均勻，取適量直接塗抹腹部及後背部。

●**外出攜帶**：嗅吸─選取 2～3 種精油調和為複方精油，放入精油瓶或滾珠瓶中調勻使用，或滴在局部直接經皮吸收或滴在手掌心直接嗅吸。

呂老師私房 Tip

☆ 推薦適用精油：快樂鼠尾草、玫瑰天竺葵、乳香、絲柏，可以依照需求與喜好香味任選其中 3 種精油，依本書說明調油使用。

更年期症候群

　　台灣女性更年期症狀多半發生於 45~55 歲左右，此時卵巢功能退化，荷爾蒙分泌也有變化，使血脂肪、尿酸、血糖也不正常，加上骨質流失，很容易產生骨質疏鬆的症狀，因個人體質與飲食習慣差異，還可能出現熱潮紅、心悸、夜間盜汗、情緒不穩、焦慮、失眠等症狀，身心都受到影響。此時若能以和緩的芳香療法作為日常的健康照護，可緩解症狀。

建議用油 方案 *1*　更 年 期 下 肢 浮 腫

1. 足浴 *推薦配方*

玫瑰	4 滴
絲柏	2 滴
玫瑰天竺葵	4 滴

使用方法

●**足浴**：依個人喜好香味濃淡加入精油滴數，一般建議滴入 2 ～ 6 滴精油。最好可以浸泡到小腿二分之一以上的位置。

●**外出攜帶**：滾珠塗抹—將上述精油調合植物油，放入滾珠瓶，依本書介紹的濃度和方法調製，即可使用。

2. 塗抹 *推薦配方*

甜茴香	5 滴
葡萄柚	10 滴
絲柏	5 滴
無香精乳液	20 克

使用方法

●**塗抹**：將配方材料混合均勻，取適量直接塗抹腿部。

●**外出攜帶**：滾珠瓶嗅吸—選取 2 ～ 3 種精油調和為複方精油，加入適量植物油放入滾珠瓶中調勻使用或滴在局部直接經皮吸收或滴在手掌心直接嗅吸。

呂老師私房 Tip

☆ 推薦適用單方精油：杜松漿果、絲柏、檸檬、迷迭香、葡萄柚。

建議用油 方案 2 改善更年期障礙

1. 塗抹 推薦配方

快樂鼠尾草	5 滴
玫瑰	5 滴
玫瑰天竺葵	10 滴
甜杏仁油	15ml
月見草油	5ml

使用方法

●**塗抹**：將配方材料混合均勻，取適量塗抹於下腹部、背後，輕輕均勻塗抹，調整身心平衡。

●**外出攜帶**：噴瓶噴霧—將上述精油與穀物酒精調勻，再加入純水（或純露）調勻，依本書介紹的濃度和方法調製，即可使用。

2. 冷敷 推薦配方

羅馬洋甘菊	4 滴
薰衣草	10 滴
乳香	6 滴
玫瑰純露	10cc
純水	90cc

使用方法

●**冷敷**：將配方材料混合均勻，以臉盆加入玫瑰純露與冷水，添加適量的精油後，放入棉布或美容巾浸泡，然後用棉布（或美容巾）做局部貼敷臉部（或胸口），減緩熱潮紅。

●**外出攜帶**：子彈嗅吸瓶—選取 2～3 種精油調和為複方精油，放入子彈嗅吸瓶中使用。

呂老師私房 Tip

☆ 推薦適用精油：快樂鼠尾草、絲柏、玫瑰天竺葵、甜茴香、迷迭香、乳香，可以依照需求與喜好香味任選其中 3 種精油，依本書說明調油使用。

☆ 有閉經現象的女性，可在排卵期前，連續使用迷迭香、甜茴香精油做芳香浴數日；迷迭香、甜茴香精油會激勵身體，喚醒沉睡的卵巢發揮女性的功能。若有身體疲憊現象，可再添加少許薄荷或檸檬精油。

☆ 多吃黃豆、豆漿、豆腐、黑芝麻、蔓越莓等天然植物性食物，可改善熱潮紅。

情緒療癒

情緒對人的健康有著舉足輕重的影響，經常悶悶不樂或因壓力大而緊張，會讓身體有所反應，不僅影響日常作息，甚至衍生心因性疾病。

建議用油 方案 *1* 情 緒 緊 繃 、 悶 悶 不 樂

1. 塗抹 推薦配方

佛手柑	10 滴
馬鬱蘭	5 滴
乳香	5 滴
無香精乳液	20 克

使用方法

● **塗抹**：將配方材料混合均勻，取適量直接塗抹胸口及太輪神經叢。

● **外出攜帶**：滾珠塗抹─將上述精油調合植物油，放入滾珠瓶，依本書介紹的濃度和方法調製，即可使用。

2. 擴香 推薦配方

檜木	2 滴
檸檬	2 滴
葡萄柚	2 滴

使用方法

● **擴香**（水氧機／負離子擴香器）：將配方材料混合均勻，取 2 ～ 6 滴直接滴入超音波水氧機（或負離子擴香器）使用。

● **外出攜帶**：噴瓶噴霧─將上述精油與穀物酒精調勻，再加入純水（或純露）調勻，依本書介紹的濃度和方法調製，即可使用。

呂老師私房 Tip

☆ 推薦適用精油：檜木、佛手柑、野橘、馬鬱蘭、乳香、檸檬、玫瑰天竺葵，可以依照需求與喜好香味任選其中 3 種精油，依本書說明調油使用。

提升腦力

緊繃的工作壓力或者紛擾不安的心情，都會影響專注力。淨化身心更能使我們精神好，頭腦壯壯，思緒清晰。

建議用油 方案 *1* 聚 焦 、 提 升 專 注 力

1. 嗅吸 推薦配方

香蜂草	1 滴
雪松	1 滴
檸檬	1 滴

使用方法

● **水氧機／負離子擴香器**：將配方材料混合均勻，取 2 ～ 3 滴直接滴入超音波水氧機（或負離子擴香器）使用。

● **外出攜帶**：香氛項鍊—建議選擇附有軟木塞的小型琉璃玻璃瓶作為項鍊墜，在瓶內倒入 4 ～ 6 滴精油，掛在頸部。

2. 塗抹 推薦配方

檜木	5 滴
迷迭香	10 滴
檀香	5 滴
無香精乳液	20 克

使用方法

● **塗抹**：將配方材料混合均勻，取適量直接塗抹眉心輪以及頂輪。

● **外出攜帶**：滾珠塗抹—選取 2 ～ 3 種精油調和為複方精油，放入精油瓶或滾珠瓶中調勻局部塗抹使用。

呂老師私房 Tip

☆ 推薦適用精油：香蜂草、雪松、檸檬、乳香、檀香、迷迭香，可以依照需求與喜好香味任選其中 3 種精油，依本書說明調油使用。

紓解壓力

壓力太大會產生許多生理反應，有些人會覺得疲倦、四肢無力，有人則會因為肌肉緊繃而使得肩、頸、背痠痛。壓力也會讓心跳、脈搏變得不正常，甚至有人有頭痛、胸痛、腹痛、腹瀉等症狀，這些狀況，多半是因為心理因素影響生理。為了緩解壓力，平常不妨多運用芳香療法，達到舒壓、放鬆效果，避免上述症狀發生。

建議用油 方案 *1* 解 放 心 靈、平 靜 舒 坦

1. 芳香浴 推薦配方

乳香	2 滴
雪松	2 滴
佛手柑	4 滴
海鹽	兩大匙（30 克）

使用方法

●**芳香浴**：將上述精油加入適量浴鹽，溶於水中，進行盆浴。可紓壓解鬱、鬆弛身心，使情緒受到安撫作用產生鎮靜效果（依個人需要選擇芳香浴的精油 2～12 滴）。

●**外出攜帶**：滾珠塗抹—將上述精油調合植物油，放入滾珠瓶，依本書介紹的濃度和方法調製，即可使用。

2. 全身按摩 推薦配方

德國洋甘菊	4 滴
薰衣草	10 滴
檜木	4 滴
甜杏仁油	30ml

使用方法

●**按摩**：將精油與依比例稀釋調配成複方調合油倒在手心，用手掌讓精油慢慢溫熱，然後再塗抹到各部位，進行按摩。

●**外出攜帶**：滾珠塗抹—將上述精油調合植物油，放入滾珠瓶，依本書介紹的濃度和方法調製，即可使用。

> **呂老師私房 Tip**
>
> ☆ 檜木精油是大自然的芳多精，能強化精、氣、神。

提升職場異性緣

　　我個人認為在職場工作，工作態度為評估適不適任的首選，其次適度的穿著與儀態也很重要。其中個人體味必須注意，怡人的體味不但自己會有好心情，也同樣會有好人緣，更聚焦好的異性緣。

建議用油　方案 *1*　**提** **升** **人** **緣**

1. 塗抹 推薦配方

廣藿香	4 滴
萊姆	10 滴
苦橙葉	6 滴
無香精乳液	20 克

使用方法

● **塗抹**：將配方材料混合均勻，取適量直接塗抹胸口及心輪，或者依照日常擦香水的部位塗抹。

● **外出攜帶**：滾珠塗抹─將上述精油調合植物油，放入滾珠瓶，依本書介紹的濃度和方法調製，即可使用。

2. 擴香 推薦配方

佛手柑	2 滴
玫瑰	2 滴
甜橙	2 滴

使用方法

● **水氧機／負離子擴香器**：將配方材料混合均勻，取 2 ～ 6 滴直接滴入超音波水氧機（或負離子擴香器或純露）使用。

● **外出攜帶**：香氛項鍊─建議選擇附有軟木塞的小型玻璃瓶容器作為項鍊墜，在瓶內倒入 4 ～ 6 滴精油，掛在頸部。

呂老師私房 Tip

☆ 推薦適用精油：廣藿香、萊姆、苦橙葉、佛手柑、玫瑰、甜橙，可以依照需求與喜好香味任選其中 3 種精油，依本書說明調油使用。

重燃夫妻火花

　　除非新婚燕爾，多數婚姻到後來會變得平淡，即使變成老夫老妻，也要好好維護彼此的感情，平常不妨透過芳香療法推波助瀾，重溫初戀時的恩愛，重燃夫妻間的感情。

建議用油 方案 *1* 浪 漫 氛 圍

1. 塗抹 推薦配方

依蘭	2 滴
玫瑰	4 滴
甜橙	4 滴
無香精乳液	10 克

使用方法

●**塗抹**：將配方材料混合均勻，取適量直接塗抹心輪和太陽神經叢。

●**外出攜帶**：滾珠塗抹—將上述精油調合植物油，放入滾珠瓶，依本書介紹的濃度和方法調製，即可使用。

2. 擴香 推薦配方

佛手柑	2 滴
橙花	4 滴
天竺葵	2 滴

使用方法

●**水氧機／負離子擴香器**：將配方材料混合均勻，取 2 ～ 6 滴直接滴入超音波水氧機（或負離子擴香器）使用。

●**外出攜帶**：噴瓶噴霧—將上述精油與穀物酒精調勻，再加入純水（或純露）調勻，依本書介紹的濃度和方法調製，即可使用。

呂老師私房 Tip

☆ 推薦適用精油：依蘭、肉桂、檀香、薰衣草、馬鬱蘭、野橘，可以依照需求與喜好香味任選其中 3 種精油，依本書說明調油使用。

提升情緒，樂在工作

人生不會永遠一帆風順，偶而總有低潮，當心情低落時，做什麼都不帶勁。善用芳香療法，可以擁有有美好的心情、激勵自己向上，恢復年輕時的雄心壯志，讓活力重新啟動。

建議用油 方案 *1* 美 好 心 情

1. 擴香 推薦配方

佛手柑	2 滴
葡萄柚	2 滴
馬鬱蘭	4 滴

使用方法

●**水氧機／負離子擴香器**：將配方材料混合均勻，取 2～6 滴直接滴入超音波水氧機（或負離子擴香器或純露）使用。

●**外出攜帶**：噴瓶噴霧—將上述精油與穀物酒精調勻，再加入純水（或純露）調勻，依本書介紹的濃度和方法調製，即可使用。

2. 塗抹 推薦配方

甜橙	5 滴
馬鬱蘭	5 滴
快樂鼠尾草	2 滴
無香精乳液	20 克

使用方法

●**塗抹**：將配方材料混合均勻，取適量直接塗抹塗抹心輪和太陽神經叢。

●**外出攜帶**：香膏塗抹—將上述精油調合成複方精油，放入香膏基劑，依本書介紹的濃度和方法調製，即可使用。

呂老師私房 Tip

☆ 推薦適用精油：佛手柑、葡萄柚、馬鬱蘭、香蜂草、檀香，可以依照需求與喜好香味任選其中 3 種精油，依本書說明調油使用。

建議用油 方案2 釋放自己、洋溢青春

1. 背部按摩 推薦配方

甜橙……4 滴
依蘭……2 滴
橙花……4 滴
甜杏仁油……10cc

使用方法

●**按摩**：將精油與植物油依比例稀釋調配成複方調合油倒在手心，用手掌讓精油慢慢溫熱，然後再塗抹到各部位，進行背部按摩。

●**外出攜帶**：香膏塗抹—將上述精油調合成複方精油，放入香膏基劑，依本書介紹的濃度和方法調製，即可使用。

2. 芳香浴 推薦配方

甜橙……4 滴
依蘭……2 滴
廣霍香……2 滴
海鹽……2 大匙（30 克）

使用方法

●**芳香浴**：將上述精油（依個人需要選擇芳香浴的精油 2 ～ 12 滴）加入適量海鹽，溶於水中，進行盆浴，可紓壓解鬱、鬆弛身心，使情緒受到安撫作用產生鎮靜效果。

●**外出攜帶**：香氛項鍊—建議選擇附有軟木塞的小型琉璃玻璃瓶作為項鍊墜，在瓶內倒入 4 ～ 6 滴精油，掛在頸部。

呂老師私房 Tip

☆ 推薦適用精油：大馬士革玫瑰、茉莉、橙花、永久花、乳香，可以依照需求與喜好香味任選其中 3 種精油，依本書說明調油使用。

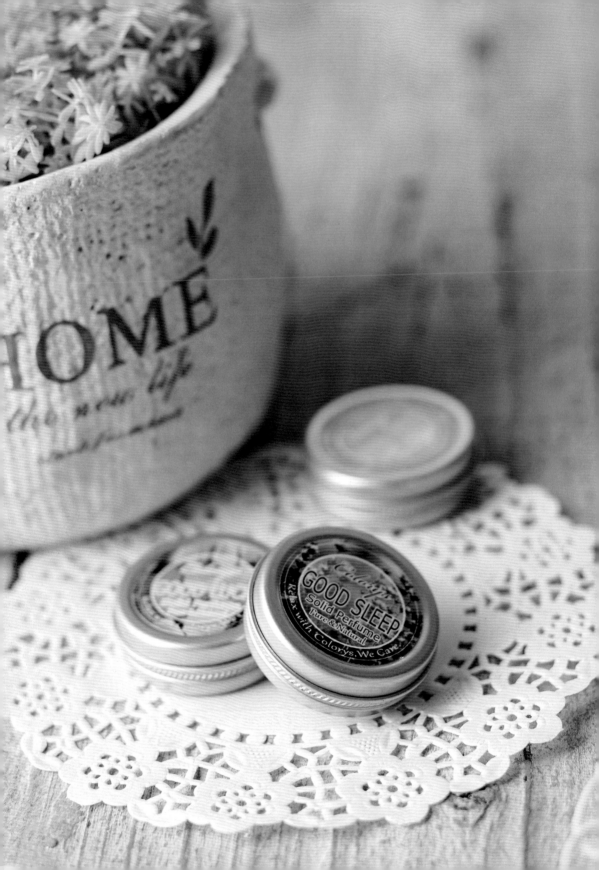

CHAPTER
6

輕鬆 DIY
21 種日常芳療用品

　　每年百貨公司周年慶、年中慶、母親節等各種名目的促銷檔期，是化妝品
與香氛用品銷售量最驚人的時刻，追求青春美貌，想保有吹彈可破的逆齡肌膚，
是人的天性。若能善用芳香精油，動手 DIY 製做清潔保濕、護膚以及香氛居家小
物等天然保養品，不僅能確保產品安全性，同時為自己省下一大筆錢。

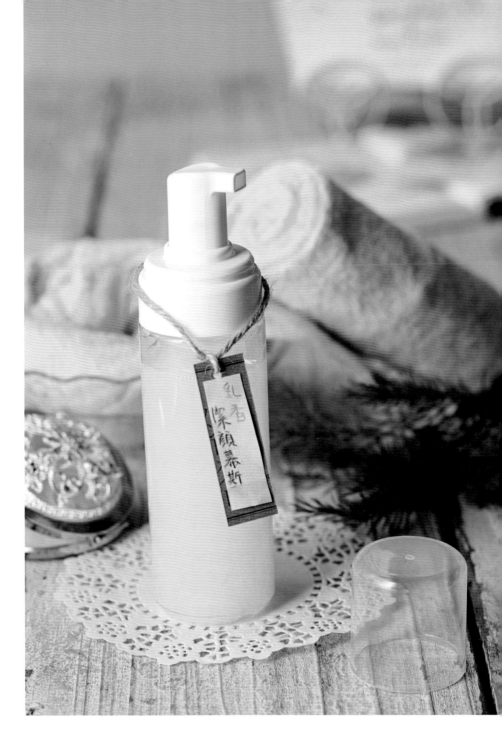

〔乳香潔顏慕斯〕

想保有逆齡的美顏，第一步就是先把臉洗乾淨。用芳香精油 DIY 自製潔顏慕斯，可選擇具有清潔保濕作用的精油。

● 配方

1 精油（薰衣草20滴、
   茶樹30滴、乳香10滴）
2 透明皂基5g
3 純水85ml
4 甘油10ml

● 工具

1 慕斯瓶
2 秤
3 燒杯
4 湯匙
5 量筒

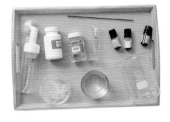

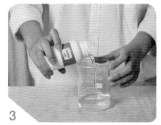

1 用秤取適量的皂基與甘油。

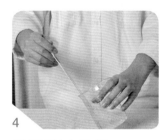

2 再用量筒取適量的純水。

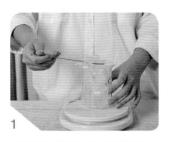

3 將 **步驟** 2 加入 **步驟** 1 當中。

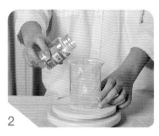

4 攪拌至均勻溶解。

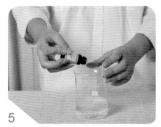

5 加入適量的精油。

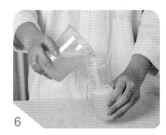

6 攪拌後倒入慕斯瓶，即成。

注意事項

● 皂基若不易溶解，可隔水加熱。

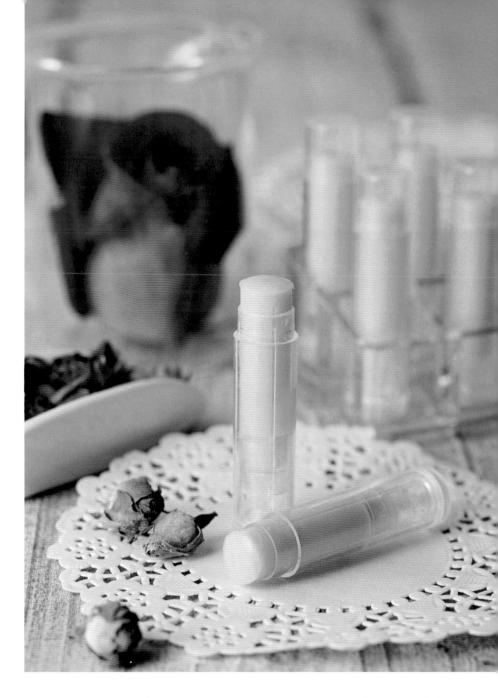

02 〔玫瑰滋潤護唇膏〕

不僅臉部、身體肌膚需要保濕，嘴唇也要好好呵護。有些人平常忽略唇部保濕，一到冬天，就發生嘴唇乾裂、脫皮現象。運用芳香精油 DIY 製作滋潤護唇膏，隨身攜帶，隨時隨地替雙唇保濕，維持潤澤飽滿。

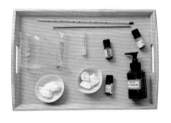

配方

1　精油（玫瑰20滴）
2　蜜蠟30g
3　可可脂5g
4　乳油木果脂5g
5　甜杏仁油55ml
6　玫瑰浸泡油5ml

工具

1　秤
2　燒杯
3　隔水加熱內外缽
4　加熱器
5　攪拌器
6　口紅填裝瓶

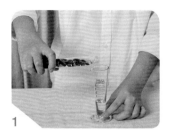

1 以量筒量取玫瑰浸泡油，再放入燒杯中。

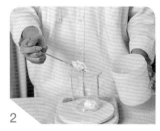

2 秤取乳油木果脂放入燒杯中。

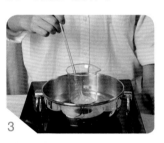

3 將**配方 1** 到 **6** 項全部混合，隔水加熱。

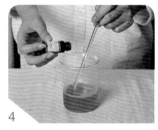

4 靜待回溫，滴入玫瑰精油。

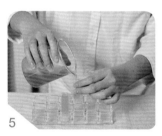

5 填裝至唇膏罐。

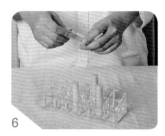

6 等待完全凝固後，取瓶蓋栓緊，即成。

注意事項

● 護唇膏若要外出使用，建議不要選擇具光敏性的柑橘類精油。

185

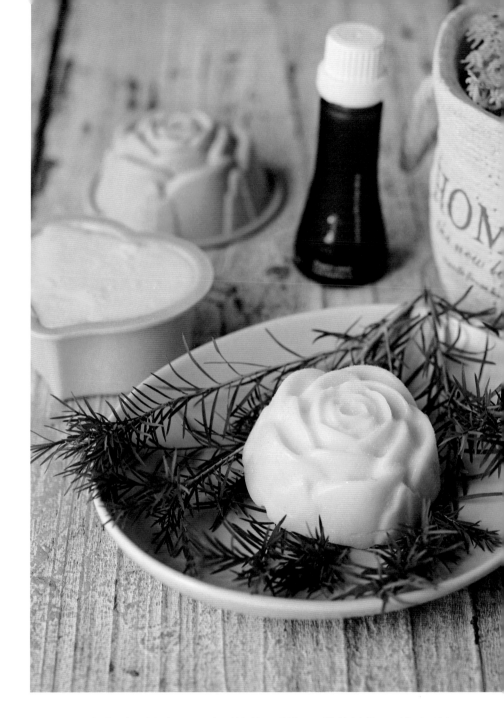

03 〔茶樹酪梨芳香皂〕

想維持肌膚潔淨、健康，最重要的就是做好日常的清潔。利用具清潔、殺菌作用的茶樹精油，搭配淨化肌膚且具滋潤效果的酪梨油製作而成的芳香皂，非常適合騎車或其他大量流汗的運動過後使用。

● **配方**

1 精油（茶樹3cc）
2 白色皂基95g
3 酪梨油5ml

● **工具**

1 隔水加熱內外缽
2 加熱器
3 量筒
4 芳香皂模型
5 攪拌器
6 秤

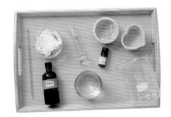

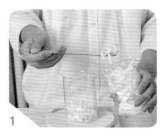

1

用秤取適量的白色皂基。

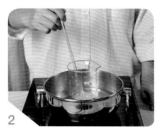

2

以隔水加熱溶解。

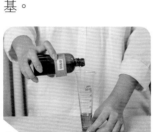

3

用量筒取適量的酪梨油，倒入**步驟2**並攪拌均勻。

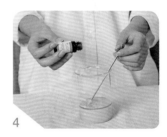

4

倒入適量的茶樹精油。

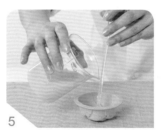

5

再倒入模型。

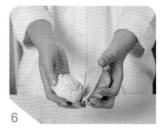

6

待凝固之後，脫模，即成。

注意事項

● 白色皂基可在化工材料行購買。

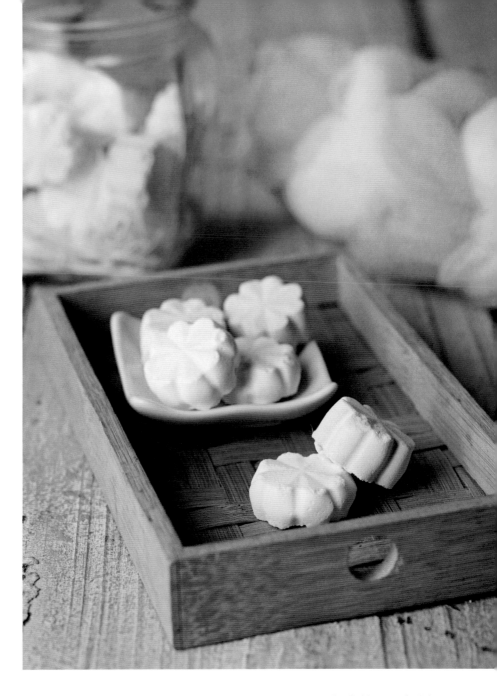

04 〔苗條泡澡錠〕

工作、生活壓力太大，不妨沐浴、泡澡，讓身心徹底放鬆、舒緩。
依照自己的需求 DIY 製作安眠、促進循環、或感冒時舒緩症狀的泡
澡錠，即使出差、出國旅行，也能隨身攜帶，在旅館或民宿，進行
芳香療癒。

配方

1. 精油（杜松漿果30滴、絲柏20滴、薑10滴）
2. 小蘇打粉70g
3. 檸檬酸15g
4. 玉米粉10g
5. 適量椰子油（依需求調整）
6. 安全色素適量

工具

1. 量筒
2. 燒杯
3. 大缽
4. 調棒
5. 秤
6. 適當容器
7. 泡澡錠模型

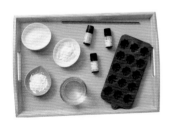

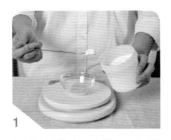

1 用秤量取適量的小蘇打粉、檸檬酸、玉米粉。

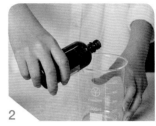

2 加入適量椰子油調勻。

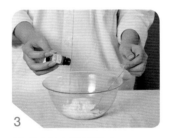

3 滴入精油攪拌均勻。

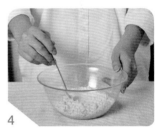

4 加入適量安全色素調色。

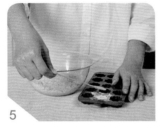

5 倒入模型中，用力壓緊，等待硬化。

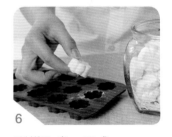

6 脫模取出，即成。

注意事項

- 可加入花瓣和純露搭配不同精油而更換，增添泡澡樂趣；純露不宜過多，否則泡澡錠不易定型。
- 春夏適用清爽泡澡錠；可剔除配方中的第(5)項椰子油

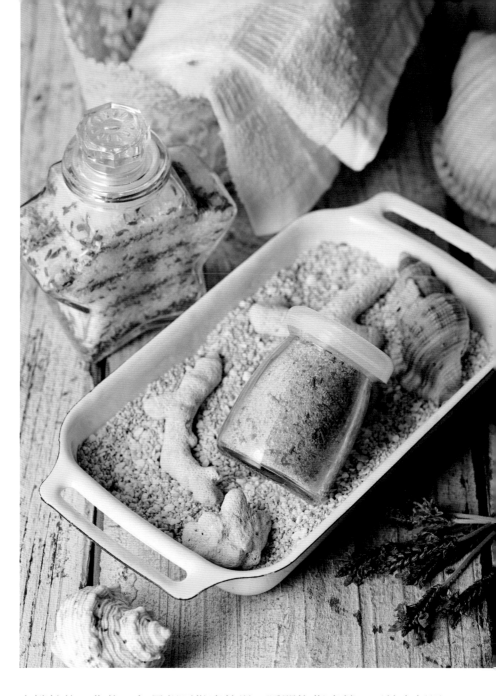

05 〔薰衣草紓壓沐浴鹽〕

在繁忙的工作後，如果想要徹底放鬆，瞬間恢復疲勞，不妨自行用檀香、依蘭、玫瑰等芳香精油，DIY 調製具、放鬆、舒眠、浪漫等不同功能的沐浴鹽。泡澡時，可隨個人喜好，加入花瓣或其他花草，例如金盞菊、薰衣草、玫瑰等，達到舒壓放鬆的 spa 效果。

● 配方

1 精油3％（佛手柑30滴、薰衣草20滴、馬鬱蘭10滴）
2 粗鹽50g
3 瀉鹽50g
4 甜杏仁油5ml
5 適量乾燥薰衣草

● 工具

1 量筒
2 燒杯
3 大缽
4 調棒
5 秤
6 適當容器

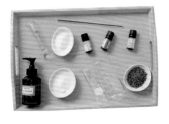

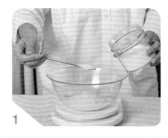

1 用秤取粗鹽和瀉鹽放入大缽中，攪拌均勻。

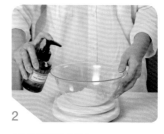

2 加入甜杏仁油。

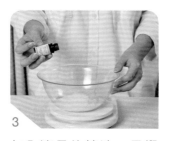

3 加入適量的精油，用攪拌棒調勻。

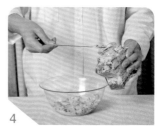

4 用放入乾燥的薰衣草。

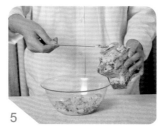

5 裝填至容器中。

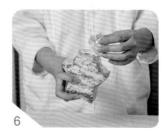

6 取瓶蓋栓緊，即可隨時取用。

注意事項

● 泡澡時每次加入1～2大匙（15g～30g）。
● 建議用網袋（或絲襪）套住沐浴鹽及花瓣，以免阻塞水管。
● 粗鹽是由海水經日曬結晶而成的，顆粒較粗糙，內含鈉、碘、錳、鋅、鉀等礦物質，有助於促進排汗；淨化體質。瀉鹽是一種硫酸鎂礦物質，可幫助皮膚去角質，還能舒緩關節腫脹。

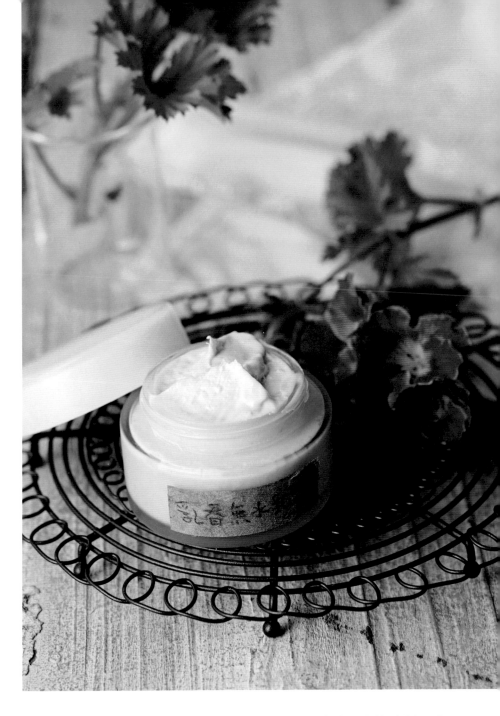

06 〔乳香無水乳霜〕

保持健康又有彈性的肌膚是女人一生努力尋尋覓覓美容的功課。乳霜更是有助於保持肌膚的滋潤與光澤，選擇品質好的植物油與精油自己動手做；不但效果好而且品質安全有保障。

● 配方

1 精油5%（玫瑰30滴、
  玫瑰天竺葵40滴、乳
  香30滴）
2 橄欖油25ml
3 可可脂25g
4 乳化木果脂25g
5 荷荷葩油25g

● 工具

1 秤
2 大小缽
3 量筒
4 量匙
5 調棒（電動攪拌器）
6 乳霜盒

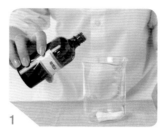

1 量取橄欖油和可可脂。

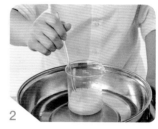

2 放入燒杯內隔水加熱至
融化。

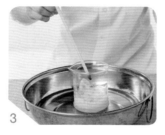

3 降溫後，放入冰箱冷
卻。

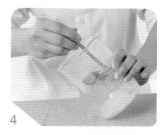

4 加入荷荷葩油和乳油木
果脂。

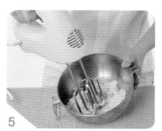

5 以電動攪拌器，攪拌均
勻，呈現乳霜狀並滴入
精油；拌勻。

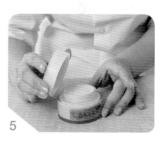

5 填入空瓶，取瓶蓋栓
緊，即成。

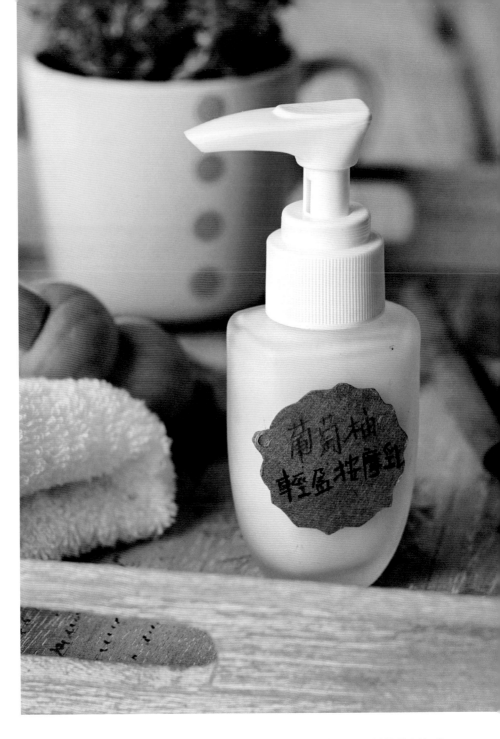

07〔葡萄柚輕盈按摩乳液〕

世上只有懶女人，沒有醜女人。想維持輕盈的體態，不妨運用芳香
精油調製按摩乳，每天呵護肌膚，讓肌膚緊實，保持最佳彈性。

配方

1 精油（葡萄柚3cc、絲柏30滴、甜茴香10滴）
2 植物乳化劑4g
3 純露70ml
4 甜杏仁油26ml

工具

1 燒杯
2 量筒
3 攪拌器
4 秤
5 乳液按壓瓶

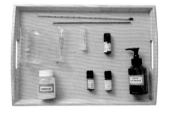

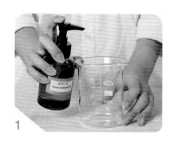

1

量取適量的甜杏仁油，倒入燒杯中。

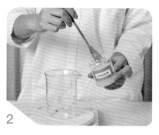

2

用秤量取適量的植物乳化劑。

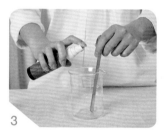

3

將植物乳化劑與純露放入燒杯中。

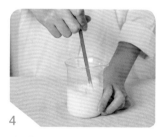

4

將**步驟**1與**步驟**3用攪拌棒調勻並滴入精油。

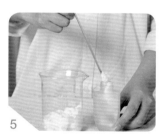

5

填充至空瓶。

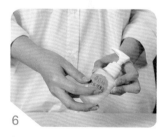

6

栓緊瓶蓋，貼上產品名稱的標籤，即成。

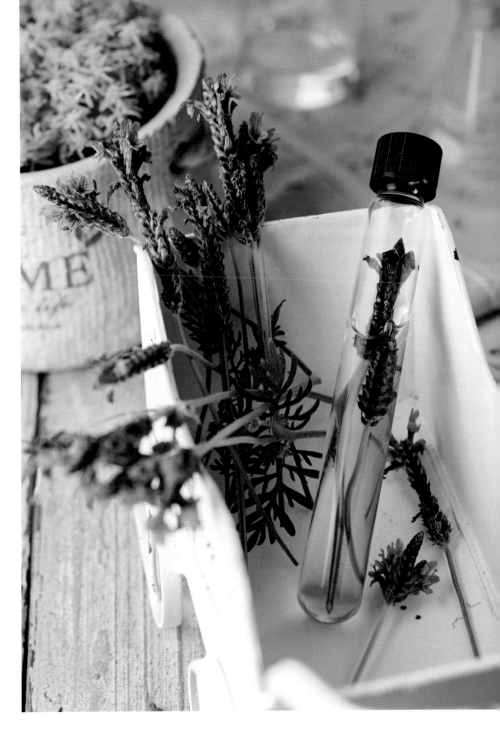

08

〔薰衣草按摩油〕

薰衣草對女性來說是全方位照護的精油，加上天竺葵、茉莉…睡前
局部塗抹，滿溢花香。

配方

1 精油（薰衣草15滴、
   天竺葵30滴、茉莉5
   滴）
2 分餾椰子油50ml

工具

1 燒杯
2 量筒
3 攪拌器
4 乳頭滴管
5 滾珠瓶
6 標籤

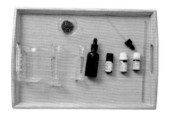

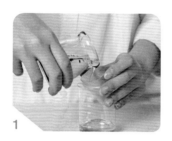

1

將分餾椰子油倒入燒杯中。

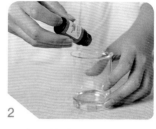

2

再滴入精油。

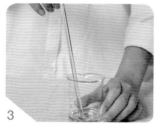

3

以攪拌棒攪拌均勻。

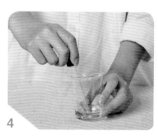

4

以滴管吸取調和油。

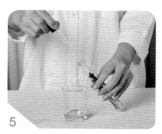

5

分裝於滴管瓶。

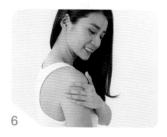

6

沐浴後，取適量做身體按摩。

注意事項

● 圖片擷取新鮮薰衣草主要是加強拍攝的視覺美感，一般做浸泡油建議用乾燥脫水過的植物實體。

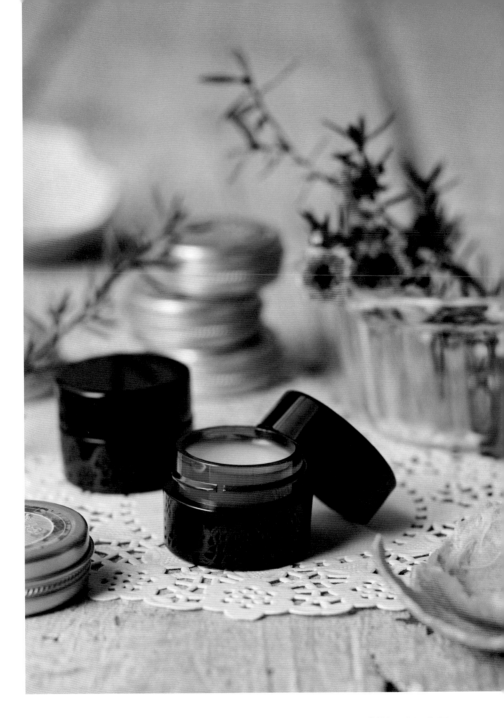

09

〔廣藿香魅力體香膏〕

人體的體味，百味雜陳，夾雜著汗水、化妝品、生理味道、以及偶而的口臭等氣味。若不想要身上有異味，除了做好清潔、止汗之外，適度使用散發精油的體香膏，可以讓身體保持清新的香氣。

● **配方**

1 精油（苦橙葉15滴、
   萊姆40滴、廣藿香5
   滴）
2 小麥胚芽油20ml
3 橄欖油40ml
4 蜜蠟25g
5 乳油木果脂10g
6 可可脂5g

● **工具**

1 秤
2 隔水加熱內外缽
3 燒杯
4 加熱器
5 攪拌棒
6 溫度計
7 充填瓶罐

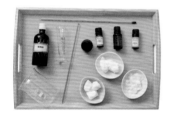

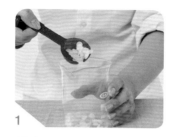

1

用秤量取配方第2至6
項，放入燒杯中。

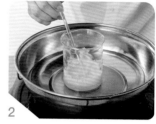

2

以隔水加熱至溶解。

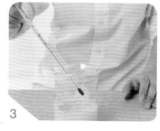

3

以溫度計測量降至攝氏
45～60度。

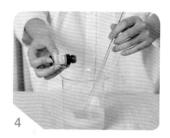

4

滴入精油拌勻。

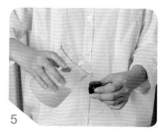

5

填充至空瓶。

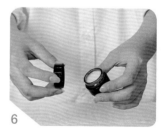

6

待凝固後，取瓶蓋栓
緊。

注意事項

● 體香膏若混雜著汗味，其實味道會讓人不敢恭維。建議用體香膏前，務必先
潔淨身體，務必先潔淨身體，取少量當香水般使用；帶來好氣場。

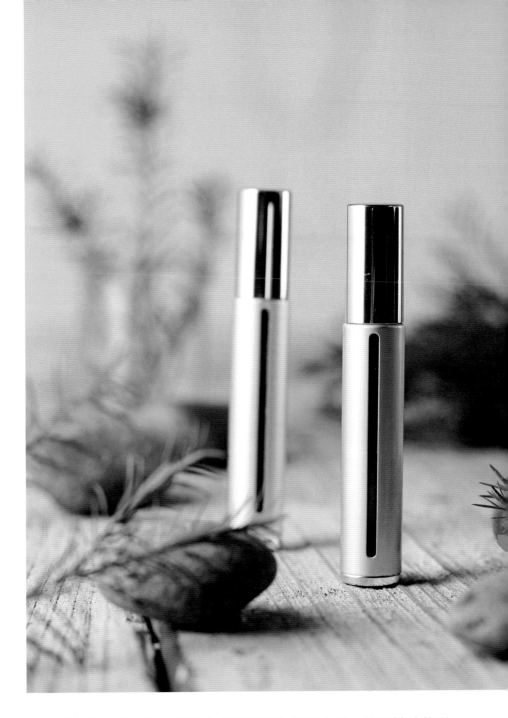

10〔雪松紳士微香水〕

和體香膏的作用一樣，微香水主要是讓你使用之後，散發精油的天然香氣，同時也讓自己能因此保有愉悅的心情，和正向的情緒，是紳士們散發男性魅力的秘密武器。

配方

1 精油（廣藿香10滴、絲柏20滴、雪松30滴）
2 穀物酒精49ml
3 精油增溶劑1ml
4 純水50ml

工具

1 燒杯
2 量筒
3 試管2支
4 乳頭滴管
5 香水瓶
6 標籤

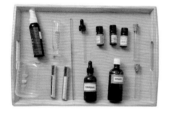

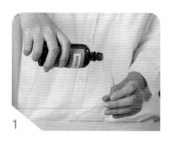

1

將穀物酒精倒入**試管**1，加入純水搖勻。

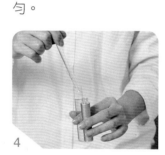

2

用滴管取精油增溶劑放入**試管**2，再滴入精油搖勻。

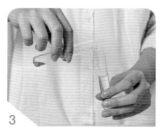

3

將**試管**1與**試管**2混合均勻。

4

以乳頭滴管分裝於香水瓶中。

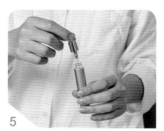

5

取瓶蓋栓緊，即成。

注意事項

● 可依個人需求與喜好，選擇不同精油，調配專屬紓壓配方。
● 使用前務必先潔淨身體，以免氣味混雜。
● 精油乳化劑：Hydrogenated 、castoroil(PEG-40)、氫化篦麻油

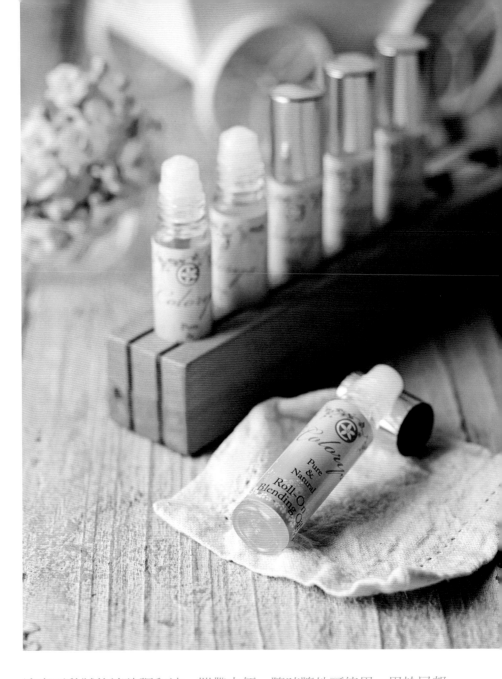

〔好運氣滾珠調和油〕

清爽不黏膩的滾珠調和油，攜帶方便，隨時隨地可使用，用於局部塗抹或掌心嗅吸皆可。並可依個人需求，用不同精油調製而成。提神可以選擇薄荷精油；如果要徹底放鬆，則改用苦橙葉、羅馬洋甘菊精油；而舒眠可以選用薰衣草、甜馬鬱蘭精油；增加浪漫的氛圍可以使用乳香、橙花、茉莉、玫瑰精油。

配方

1 精油（肉桂15滴、野橘30滴、檀香5滴）

工具

1 燒杯
2 量筒
3 攪拌器
4 乳頭滴管
5 滾珠瓶
6 標籤

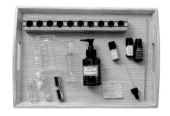

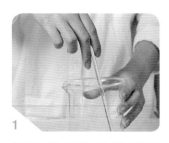

1 倒入適量的分餾椰子油。

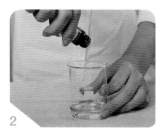

2 滴入精油。

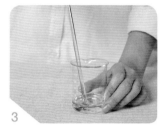

3 攪拌器拌勻。

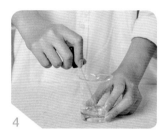

4 用乳頭滴管吸取。

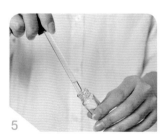

5 分裝於滾珠瓶。

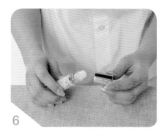

6 取瓶蓋栓緊，並在瓶身貼上製作日期的標籤。

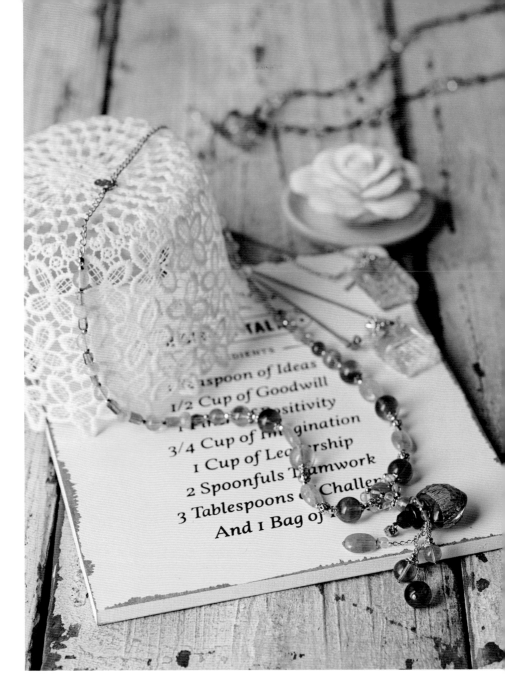

精油項鍊不占空間，可以依照自己需要的芳香照護功能及香氣選擇適合的精油製作，外出配戴嗅吸使用方便，也不容易弄丟，不僅具芳香照護功能，有些精油項鍊瓶非常漂亮，更可以當成服飾配件，DIY 製作當成禮物送朋友，簡單實用又大方。

■ **配方**

1 純精油（迷迭香4滴、
檸檬2滴）

■ **工具**

精油項鍊。

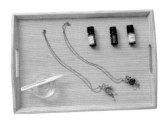

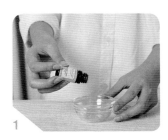

1 將精油滴入嗅吸皿中。

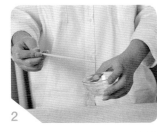

2 取嗅吸紙沾取少許的精
油。

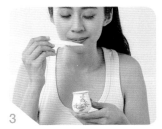

3 聞嗅吸紙確認味道，使
用專用滴管取精油。

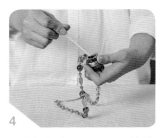

4 將精油滴入香氛項鍊的
瓶罐中。

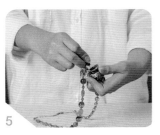

5 將香氛項鍊的瓶蓋栓
緊。

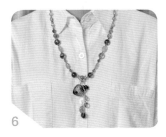

6 完成後，即可配戴在頸
部散發香氛味。

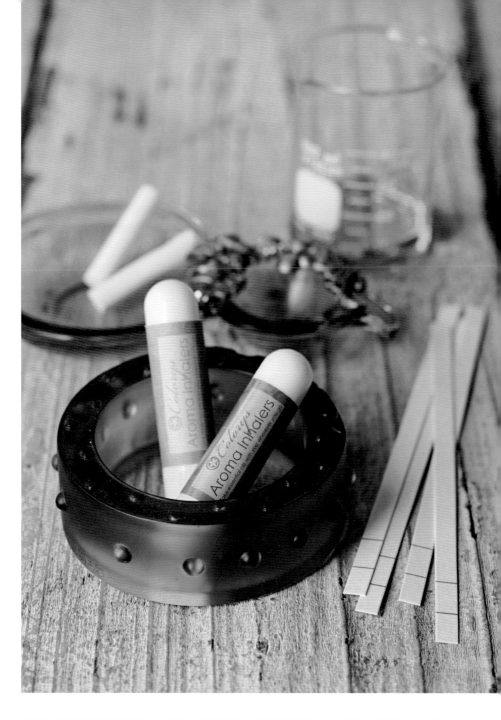

〔香氛子彈嗅吸瓶〕

對於不喜歡配戴飾品,卻又需要隨身攜帶可嗅吸的精油產品的人來說,依個人喜好與需求,好輕鬆香氛子彈嗅吸瓶,外出時,隨身攜帶,隨時可以進行芳香照護。

配方

1 精油（冷杉2滴、薄荷2滴、雪松2滴）

工具

1 量杯
2 棉棒
3 香氛子彈隨身瓶

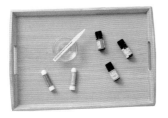

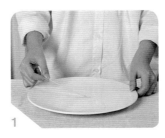

1

依個人喜好的精油配方滴入嗅吸皿中，以嗅吸紙確認精油味道。

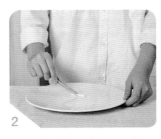

2

將棉棒放入嗅吸皿中吸取精油。

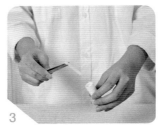

3

將棉棒放入香氛子彈隨身瓶。

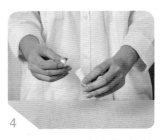

4

取香氛子彈隨身瓶蓋栓緊。

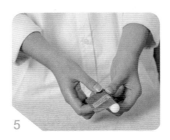

5

在香氛子彈隨身瓶身，貼上製作標籤，即成。

注意事項

- 若是放置於車內，因長期日照高溫有可能導致香氣瓶變型以嗅吸瓶內精油香味消失與精油揮發，香味消失。
- 建議取用高品質純天然的植物精油依照步驟1～步驟5的方法重新使棉棒吸取精油加強香味。

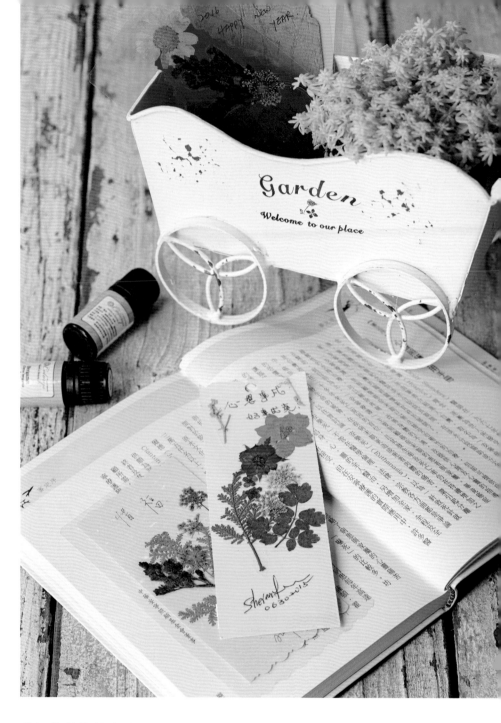

將押花藝術結合精油的聞香紙，手作 DIY 製成香氛書卡，不僅平常
可當閱讀時的書籤使用，寫上祝福的語詞，也可當成生日、祝福的
賀卡，送給親朋好友。

配方

1 純精油適量

工具

1 乾燥押花
2 卡片
3 牙籤
4 剪刀
5 膠水
6 聞香紙
7 雙面膠
8 夾子

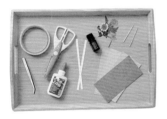

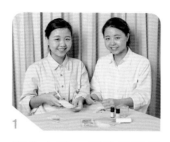

1 取色卡紙，用修花邊型的剪刀做紙邊造型。

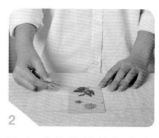

2 取各式的乾燥花擺在卡片上構成美麗的圖案。

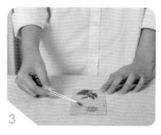

3 用牙籤沾少許的白膠，將押花貼在固定的位置。

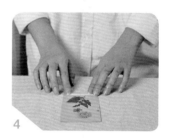

4 將聞香紙黏貼在卡片最下方。

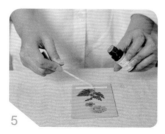

5 在聞香紙滴上喜歡的單方或複方精油。

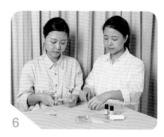

6 在卡片上書寫溫馨的祝福。

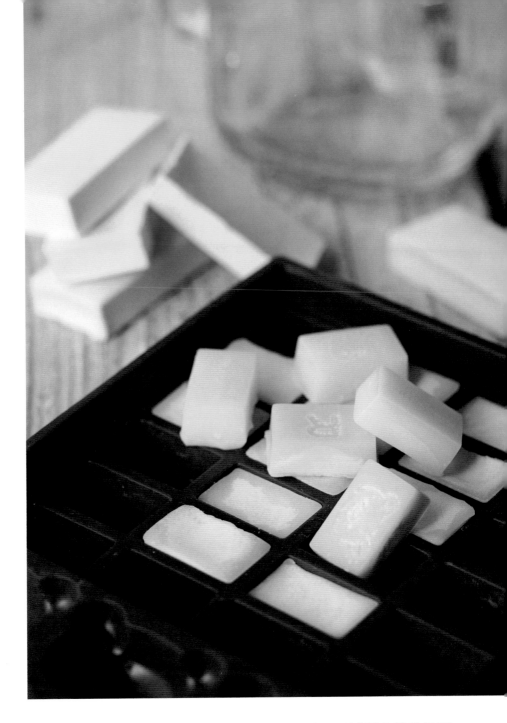

01 〔天然除蟑錠〕

市售防蚊噴霧，有很多都含有香茅精油的成分，可見得它儼然是驅蚊聖品，若能更進一步搭配其它精油，製作成除蟑錠，也有不錯的除蟑效果。

配方

1 精油（檸檬香茅5ml、
　尤加利5ml、茶樹5ml）
2 硬脂酸50g
3 蜜蠟50g
4 藥用酒精50ml

工具

1 秤
2 除蟑錠模型
3 紗袋
4 燒杯
5 隔水加熱內外燒杯

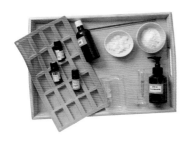

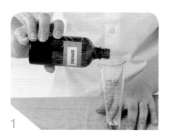

1
將硬脂酸和藥用酒精放
入燒杯1中。。

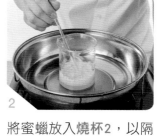

2
將蜜蠟放入燒杯2，以隔
水加熱至融化。

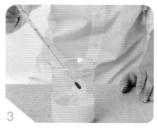

3
以溫度計測量燒杯2溫
度，回溫至60度左右，
將燒杯2倒入燒杯1中攪
拌均勻。

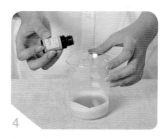

4
加入全部的精油混合均
勻。

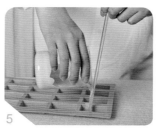

5
倒入除蟑錠模型中，靜
置8～12小時，待硬化。

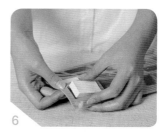

6
即可取出使用或裝入鈔
袋保存。

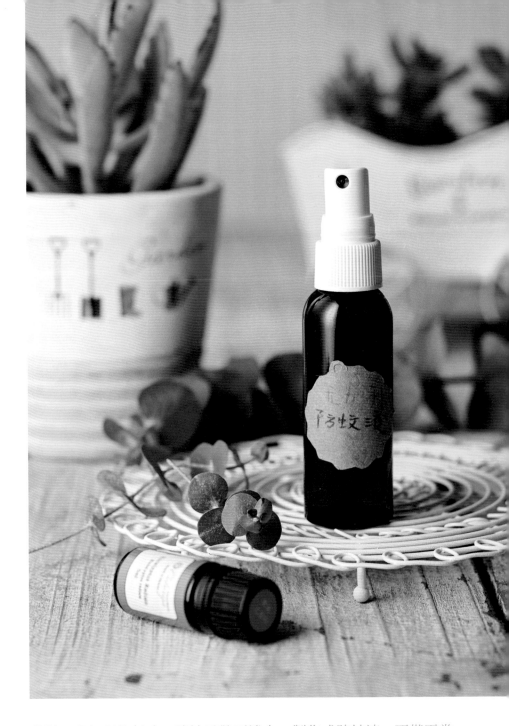

02 〔尤加利防蚊液〕

茶樹、尤加利的氣味，讓蚊子敬而遠之，製作成防蚊液，不僅平常在庭院、陽台活動時可以使用，外出旅行、到郊外爬山、踏青或露營，都能隨身攜帶，隨時補充，遠離蚊蟲叮咬。

● 配方

1　精油（尤加利40滴、茶樹30滴、檸檬草30滴）
2　穀物酒精20ml
3　純水或純露80ml

● 工具

1　調棒
2　噴瓶
3　燒杯
4　量筒
5　噴霧瓶

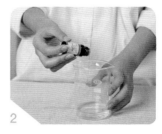

以量筒量取穀物酒精。

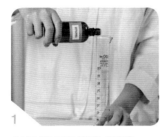

將精油滴入燒杯中。

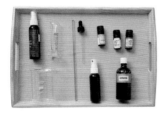

將純露倒入燒杯中。

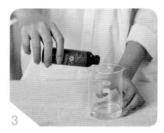

以乳頭滴管分裝於防蚊專用瓶中。

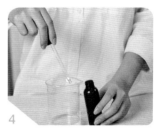

取瓶蓋栓緊。

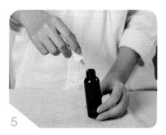

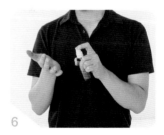

可隨身攜帶，隨時取用。

注意事項

● DIY時，可視需求挑選不同大小的瓶身。
● 使用時，請勿直接噴於眼睛，並遠離火燭。

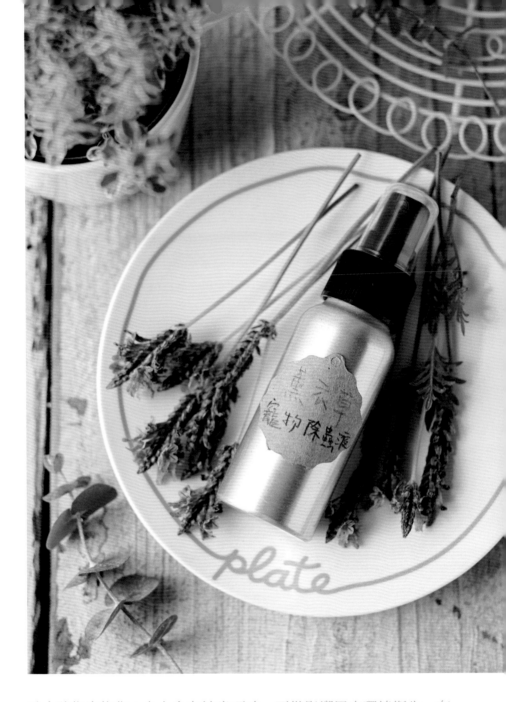

03 〔薰衣草寵物除蟲液〕

毛小孩像寵物狗；身上會有蚊蟲叮咬，不僅影響居家環境衛生，有時甚至連飼主也連帶遭殃。運用精油調製天然的寵物除蟲藥，噴在被毛、皮膚上，可達到驅蚊蟲效果，確保居家環境清潔，讓寵物及家人都享受到芳香的氛圍。

配方

1 精油（玫瑰天竺葵
5滴、真正薰衣草10
滴、檸檬尤加利5滴）
2 穀物酒精10ml
3 純水或純露90ml

工具

1 調棒
2 噴瓶
3 燒杯
4 量筒
5 噴霧瓶

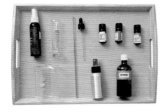

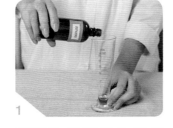

1

將穀物酒精倒入燒杯
中。

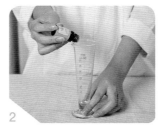

2

再將精油滴入量瓶中。

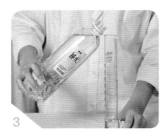

3

以量筒量取純水。

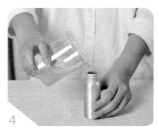

4

將步驟1.2.3.倒入燒杯內
調勻，分裝於噴瓶。

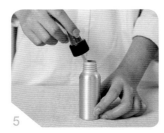

5

取瓶蓋栓緊，即成。

注意事項

● DIY時，可視需求挑選不同大小的瓶身。
● 本配方特別推薦寵物狗使用。

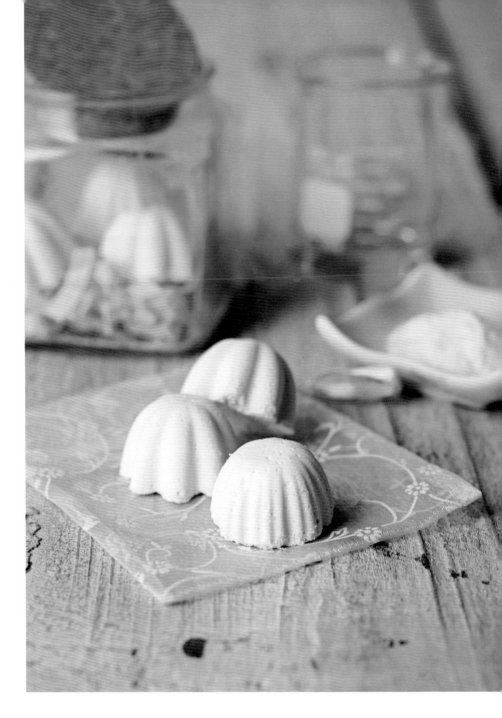

04〔檸檬芳香除臭球〕

為了保持居家空間的潔淨、芳香，特別推薦如廁後；丟入除臭球；立即消除異味。適合家居衛浴間使用，同時廚房流理台的除垢；除油膩，也適合。每次只要取 1 球，加水刷洗即可。

配方

1 精油（檸檬30滴、野橘50滴、佛手柑20滴）
2 小蘇打粉60g
3 檸檬酸20g
4 玉米粉20g
5 純水適量

工具

1 量筒
2 燒杯
3 大缽
4 調棒
5 秤
6 適當容器
7 芳香除臭球模型

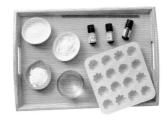

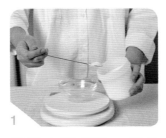

1 秤取小蘇打粉、檸檬酸、玉米粉。

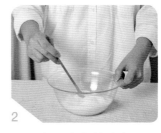

2 放入大缽中攪拌均勻。

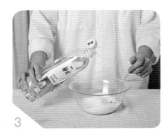

3 加入適量純水攪勻。

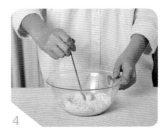

4 滴入精油攪拌均勻。

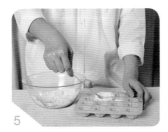

5 倒入模型，用力壓緊成型。

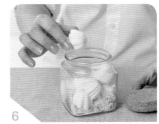

6 完成之後，可放入瓶罐中保存。

注意事項

● 適合用在改善環境氣味、淨化氣場、提振心情，也可調成爽身香水。
● DIY時，可視用量挑選不同大小瓶身，配方依比例增、減。
● 使用時，請勿直接噴於眼睛，並遠離火燭。

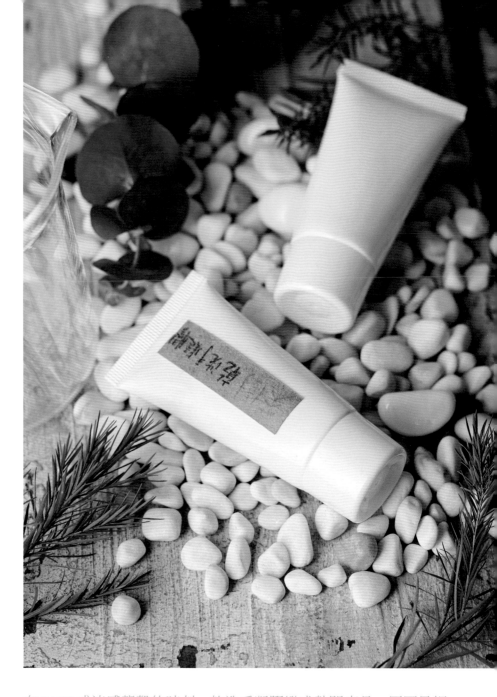

在 SARS 或流感襲擊的時刻，乾洗手凝膠變成熱門商品。原因是細菌、病毒，往往在不知不覺中，在殘留於生活環境中，影響自己與家人的健康。善用抗菌效果的尤加利、茶樹、野橘、肉桂、丁香精油，DIY 製作乾洗手凝膠，可預防細菌、病毒入侵，維護家人健康。

● 配方

1 精油（野橘30滴、茶樹20滴、尤加利10滴）
2 穀物酒精20ml
3 高分子凝膠20g
4 純水或純露60ml

● 工具

1 調棒
2 秤
3 燒杯
4 量筒
5 適當容器

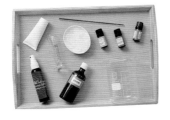

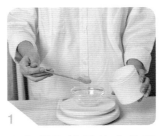

1

用秤量取適量的高分子凝膠。

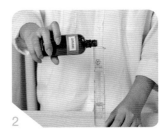

2

用量筒取適量的純水與穀物酒精。

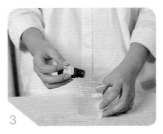

3

將步驟1及步驟2放入燒杯內；用攪拌棒攪拌呈凝膠狀，滴入精油，攪拌均勻。

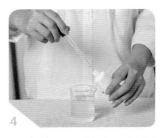

4

用滴管吸取裝填至塑膠條罐。

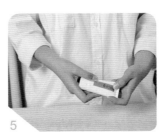

5

取瓶蓋栓緊，貼上成品標籤，即成。

注意事項

● 使用時請遠離火燭。
● 凝膠和純水的比例要正確，否則易水化。

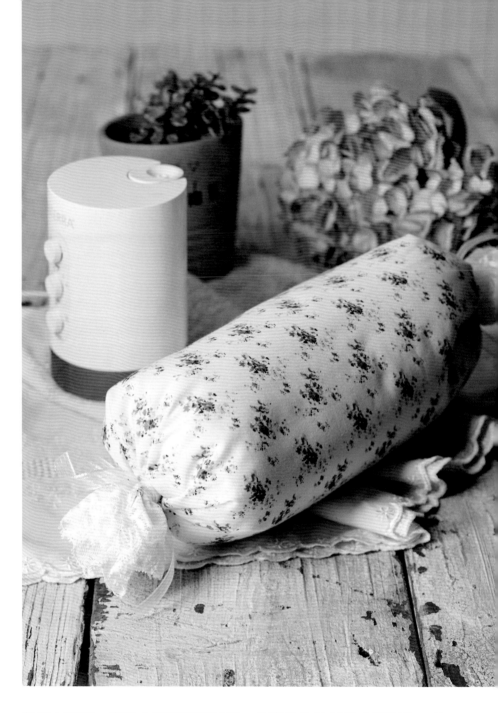

01〔玫瑰女王芳香抱枕〕

居家布置時，經常會運用不同材質、色彩的抱枕輔助空間增色，若能結合玫瑰精油，DIY 製作芳香抱枕，置放於客廳、臥房，還可達到好自在的女王級寵愛。

● **配方**

1 大馬士革玫瑰精油5～6滴
2 乾燥玫瑰花少許

● **工具**

1 碎花棉布
2 內棉片（40cm*120cm）
3 緞帶
4 針線
5 剪刀

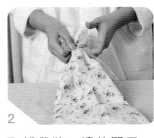

1 將碎花棉布縫製成圓筒狀，長度約45公分。

2 取緞帶將一邊的開口，綁成蝴蝶結封緊。

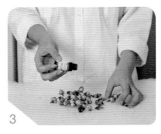

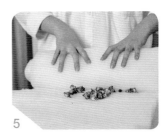

3 將內棉片攤平撒上適量乾燥玫瑰花，再分布均勻滴上玫瑰精油。

5 將內棉片捲成圓筒形狀。

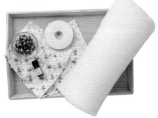

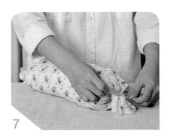

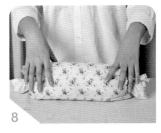

6 再放入碎花棉布套裡面。

7 再取緞帶，綁成蝴蝶結綁緊。

8 用雙手左右將內棉片揉捏均勻，即成。

注意事項

● 一段時間後，若玫瑰精油味道消散，可將抱枕內棉片取出，依步驟2～8重新製作。

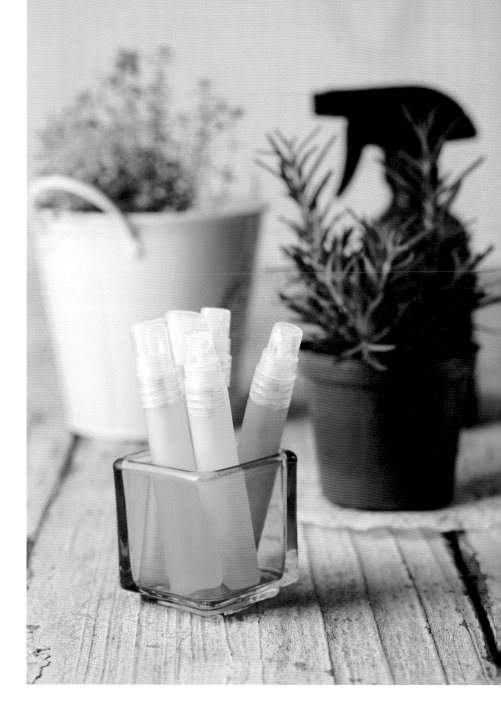

02 〔佛手柑香氛空間噴霧〕

選擇適合的精油，DIY 製作香氛空間噴霧，用於客廳、餐廳、玄關、書房、辦公室、工作室、臥房、小孩房，達到空間淨化、除臭、提神集中注意力 … 等不同效果，讓每天都有好情緒，提升生活品質。

● 配方

1 精油（佛手柑2ml、檸
  檬2ml、尤加利2ml）
2 穀物酒精20ml
3 純水或純露80ml

● 工具

1 調棒
2 噴瓶
3 燒杯
4 量筒
5 噴霧瓶

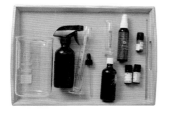

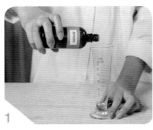

1
量取穀物酒精併同配方
(3)一起倒入燒杯中。

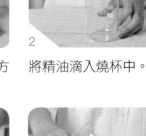

2
將精油滴入燒杯中。

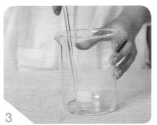

3
用調棒充分拌勻。

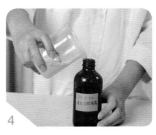

4
分裝於噴霧瓶中。

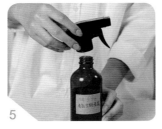

5
取瓶蓋栓緊。

注意事項

● 適合用在改善環境氣味、淨化氣場、提振精神，集中注意力。
● DIY時，可視用量挑選不同大小瓶身，配方依比例增減。
● 使用時，請勿直接噴於眼睛，並遠離火燭。

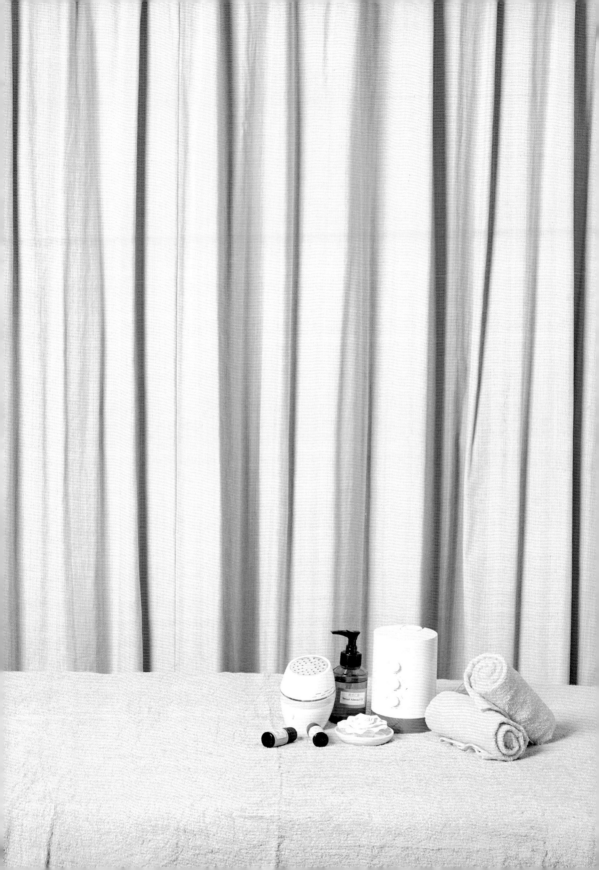

CHAPTER

7

樂活女王頭部能量按摩

　　按摩對不同年齡層而言，有不同的效果，尤其對年輕上班族，按摩可以釋
放工作與情緒壓力。坐式按摩隨時隨地，不限空間，在輕鬆的氛圍下進行，無論
是雙人做或單人做的按摩手技，透過靜心調息，達到身心靈的淨化效果。

按摩的迷思

芳香療法與按摩技法結合，是目前的芳療主流。按摩可促進血液循環，排除體內毒素，提高骨骼關節、肌肉及組織的靈活性，也可提升自體免疫系統功能。因按摩始於調息，直到按摩完，按摩者與被按者之間會有深度交流，因此有人將按摩視為一種心靈溝通，就像舞蹈般，彼此會相互影響。透過接觸與溝通交流，按摩能舒緩肌肉發炎和痠痛程度，讓呼吸隨肌肉放鬆而深緩，有助於血壓穩定，並減少腎上腺素分泌，促成交感、副交感神經的平衡，使血液和淋巴液循環順暢，組織細胞得到充分氧氣和養分。另外，藉由肌膚觸覺更能傳遞愛與能量的流動與關懷。

按摩技法有許多派別，瑞典式按摩、淋巴引流按摩、中國式按摩、印度式按摩、泰國式按摩、東方頭部按摩、日本穴道按摩、反射區按摩、沙勞越按摩、土耳其浴按摩、摩洛哥按摩等，每一種都各具特色。綜觀而言，按摩透過撫推、掌滑、指按、推拿、敲拍、安撫等動作，促進「快樂荷爾蒙」多巴胺和血清色產生，減少「壓力荷爾蒙」，幫助人們排除焦慮、紓壓解鬱，提升幸福感和健康，藉由調理體內恆定平衡，做好身心靈全方位的健康呵護。

按摩技法

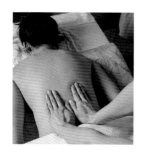 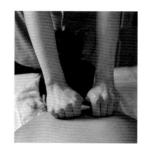 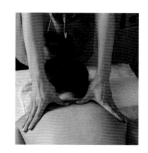

很多人認為按摩一定要感覺痛，才有效果，這是常見的迷思。現代芳療按摩手法輕柔，與穴點按摩、病理學按摩力道差很多。因為芳香精油經皮膚吸收後，會迅速將芳香分子帶入血液循環中，而發生作用，不見得要使盡力氣才能達到效果。

在眾多按摩手法中，最輕柔的是淋巴按摩，通常採 D 字形，在垂直線上較用力，弧形部分則輕輕帶過。在淋巴按摩中加入精油，具啟動循環的效果。至於將精油塗抹於穴點或對應於印度阿育吠陀七個脈輪部位的按摩，則是將古人智慧融合於按摩之中，藉此達到啟動、加乘的效果。

古印度按摩與芳療的完美結合

本章雖僅介紹頭、頸、肩、手的按摩，但從生理觀點來看，頭皮按摩，可有效刺激人體生理末端循環，有效紓解壓力，同時幫助健康頭髮生長；額肌、枕肌的按摩，可舒緩眼睛疲勞與頭痛；肩頸按摩，對舒緩肌肉緊張、暢通停滯氣結，排除毒素有幫助。經過完整頭、頸、肩、手的按摩程序，不僅可促進血液循環、改善精神疲勞、幫助集中精神、舒緩情緒壓力，是被動式細微的膚觸。

按摩對不同年齡層的人則有不同效果，對上班族而言，按摩具紓解壓力，促進身心靈全方位健康的效果；對小孩來說，則可以提升免疫力，同時增進頭腦靈活度；至於銀髮族，則可藉此舒緩肌肉僵硬，提升肌膚彈性。唯一的禁忌，就是孕婦按摩，必須謹慎諮詢專業芳療師的指導。

本章介紹的按摩，以坐式按摩為基礎，分為雙人按摩和自己按摩。

啟動脈輪能量，療癒身心靈

古印度人認為人體之中有一條中脈，分布著七個脈輪。脈輪 (Chakar) 源自古印度梵文，脈輪由

【人體七大脈輪】

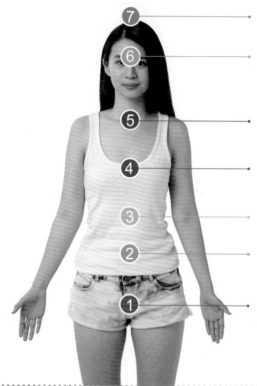

⑦ ——— 頂輪（松果體）

⑥ ——— 眉心輪（腦下垂體）

⑤ ——— 喉輪（甲狀腺、副甲狀腺）

④ ——— 心輪（胸腺）

③ ——— 太陽神經叢（腎上腺）

② ——— 臍輪（生殖系統）

① ——— 海底輪（本我能量中心）

七輪適用芳香精油

❶ **海底輪**：薑、沒藥、百里香、岩蘭草、檀香、乳香
❷ **臍輪**：肉桂、快樂鼠尾草、甜茴香、肉豆蔻、甜橙、廣藿香、玫瑰、依蘭
❸ **太陽神經叢**：黑胡椒、雪松、丁香、檸檬、檸檬香茅、萊姆、馬鬱蘭、玫瑰草
❹ **心輪**：佛手柑、德國洋甘菊、天竺葵、葡萄柚、茉莉、薰衣草、紅橘、玫瑰、依蘭
❺ **喉輪**：羅勒、絲柏、薄荷、苦橙葉、迷迭香、花梨木、綠薄荷、乳香、薰衣草
❻ **眉心輪**：尤加利、杜松漿果、山雞椒、茶樹、乳香、檀香、玫瑰
❼ **頂輪**：乳香、橙花、永久花、香蜂草、檀香、薰衣草

下而上分別對應各種色彩，而每種色彩又都與相對應的精油產生共鳴。天
然植物芳香精油經由空氣嗅吸與皮膚接觸的傳導，能調理、平衡、淨化與
提升身體的能量磁場，使脈輪運作順暢，讓能量在體內自由流動、運轉並
遍及全身，進而轉化心靈情緒，給予身心安適感並回歸平衡的健康狀態。

　　七輪自下而上分別為海底輪（位於尾椎最下方）、臍輪（恥骨與肚臍
中央位置）、太陽神經叢（位於第七肋骨與肚臍的中央位置）。

　　頭、頸、肩按摩對應到七輪的位置，即為頂輪、眉心輪、喉輪，對身、
心的影響深遠，透過按摩與精油結合的加乘效果，激勵平衡七輪能量，更
能達到全方位身、心、靈呵護。

芳療按摩前置作業

　　雖然本章介紹的坐姿按摩，無須準備按摩床或特殊道具，但仍需做好
以下準備動作。

- 在舒適放鬆的環境下進行，包括光線、溫度、音樂、香氛
  都要適宜，並記得將電話、手機轉為靜音。
- 穿著舒適、乾淨、無異味的衣服。
- 若要替別人按摩，需洗淨雙手，確認指甲長度，
  並取下戒指、手錶、手鍊等飾物。
- 按摩須從調息與深層呼吸開始，讓身心放鬆，
  再摩擦雙手 20 ～ 30 次，等手掌溫暖後再開始。
- 幫別人按摩前，最好觀察對方的健康狀況，包括臉色紅
  潤度、有無皮膚問題、四肢靈活度、精神狀況等，必要
  時提出詢問。
- 替別人按摩，最好先詢問對方對精油氣味與類別的喜好，
  並了解對方是否曾有過敏反應，或有哪些疾病無法使用
  某些精油，避免使用不適合的精油。

芳療按摩注意事項

1 坐姿按摩隨時隨地可進行，同時也適合銀髮族，但是有下列情況者，必須謹慎評估：

- 皮膚敏感，或過敏正在發作中。
- 懷孕婦女，避免刺激子宮過度收縮。
- 皮膚感染、傳染性皮膚病或開放性創傷。
- 高血壓、心臟病、靜脈曲張、血栓、靜脈炎等心血管疾病患者。
- 嚴重癌症患者或身體孱弱者。
- 近期有骨折及大範圍傷疤組織。
- 近期剛接受過手術。
- 飯後半小時內，或剛吃完大餐。

2 按摩過程中的注意事項

- 按摩過程中，需同時傳遞關懷，讓被按摩的人覺得呵護備至。
- 按摩動作不可急躁，應和緩而堅定；最好適時詢問對方的感受，隨時調整力道。
- 按摩者與被按者以精油為媒介，須讓受按者的呼吸、與按摩者的手技，達到協調境界。

3 按摩後的完美 Ending

- 按摩結束後，最好喝一杯放鬆身心的熱花草茶。

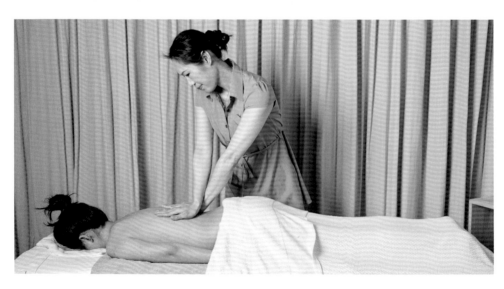

芳療按摩基本方法
單人按摩手技

掃我看影片↖

1.【靜心順氣】

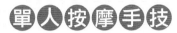

1.手掌滴1～2滴精油。

2.摩擦雙手後嗅吸。

3.將手掌覆蓋於二側太陽穴上停留。（約3~5秒）。

掃我看影片↖

2.【臉部】

💧 **4 指指滑**

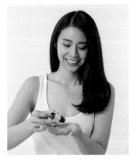

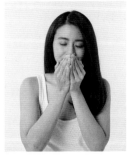

1.以雙手四指指腹由額頭中央輕按。

2.向兩側滑動至髮劑邊緣。

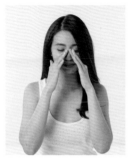

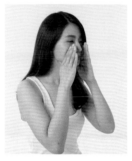

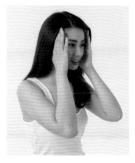

1.以雙手食指指腹沿鼻樑兩側上下滑動。

2.將雙手拇指與食指張開沿鼻樑兩側往外滑動。

3.用雙手包覆全臉並上提。

捏提

安撫

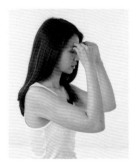

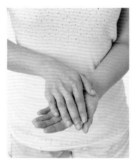

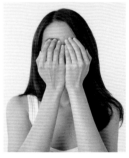

以雙手拇指與食指捏壓眉骨並上提。

1.摩擦雙手約10下，溫熱雙手。

2.將雙手手掌覆蓋全臉，安撫。

3.【頭部】

───── 💧 梳髮 ─────

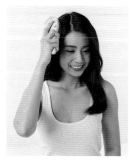

用髮梳梳順頭髮。

───── 💧 塗抹 ─────

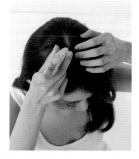

選擇適合的複方調和油滾珠瓶
塗抹頭皮。

💧 輕敲

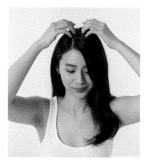

將頭部橫向分3區。以雙手四指
指腹由頭部中心往外輕敲。

💧 定點螺旋按壓

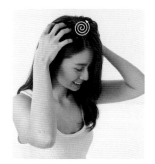

將頭部橫向分3區。以雙手四指
指腹由頭部中心往外定點螺旋
按壓。

⬤ 彈跳

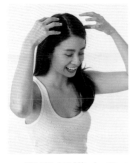 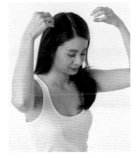

1. 將頭部橫向分3區。

2. 以雙手五指指腹由頭部中心往外，輕抓頭皮彈跳。

⬤ 拉提髮根

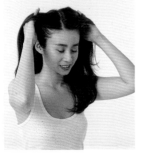

將頭部橫向分3區。張開雙手手指，往髮根內插入，以指縫夾緊頭髮，將頭髮往外拉提。

⬤ 安撫

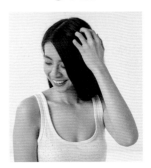

將頭部直向分3區。以雙手手指順頭梳髮，指腹需碰觸頭皮。

掃我看影片↖

4.【頸部／肩部】

💧 調油 / 塗抹

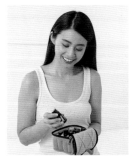

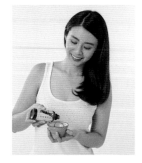

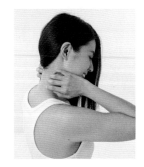

1.選擇紓壓精油。

2.選擇適合的複方調合油。

3.塗抹頸部／肩部。

💧 伸展

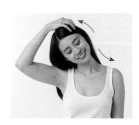

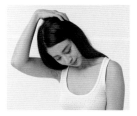

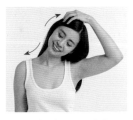

1.右手將頭往右肩輕壓，左肩放鬆自然下垂，伸展左側頸部。

2.右手將頭往右前方約45度方向輕壓，伸展左側頸部。

3.重複**步驟**1動作，伸展右側頸部。

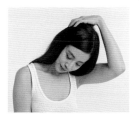

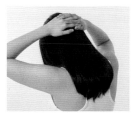

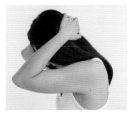

4.重複**步驟**2動作，伸展右側頸部。

5.雙手交叉放在後腦。

6.將頭部往前輕壓，伸展後頸部肌肉。

定點螺旋按壓

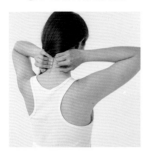

以雙手四指指腹在後頸部定點螺旋按壓。

撥滑

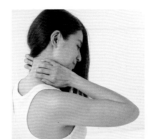

以雙手四指指腹在頸椎兩側同時撥滑頸部兩側肌肉。

螺旋按壓肩部

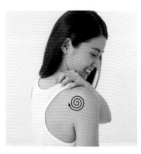

以左手四指指腹從右側頸肩交接處沿肩線到肩關節處，定點螺旋按壓。重複上述動作，定點螺旋按壓左側頸肩。

捏提肩部

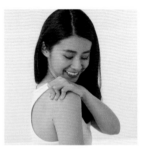

以左手四指與掌根從右側頸肩交接處沿肩線到肩關節處，捏提肩部。重複上述動作，捏提左側肩部。

握拳輕敲肩部

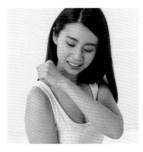

左手握拳從右側頸肩交接處沿肩線到肩關節處，輕敲肩部。重複上述動作，握拳輕敲左肩部。

安撫

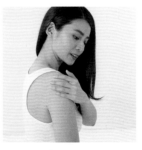

左手手掌服貼輕撫從右側頸肩交接處沿肩部到手臂。重複步驟1，安撫左肩部。

雙人按摩手技

1.【脈輪調息】

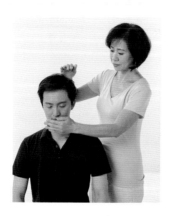

適度諮詢與關懷；為對方選擇適合的複方精油。嗅吸精油，並做脈輪調息（心輪、喉輪、眉心輪、頂輪）。

2.【臉部】

💧 4指指滑

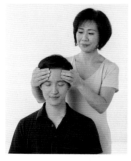
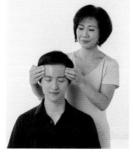

1.以雙手四指指腹由額頭中央輕按。

2.向兩側滑動至髮際邊緣。

--- 💧 捏提 ---

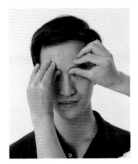 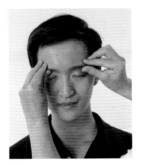 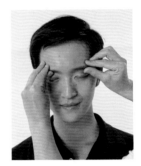

1.以雙手拇指與食指捏壓兩眼眉骨並上提。

2.以雙手拇指與食指捏壓兩眼眉中。

3.以雙手拇指與食指捏壓兩眼眉尾。

--- 💧 安撫 ---

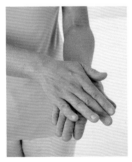 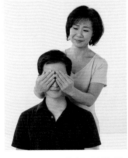 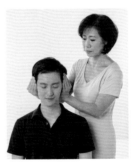

1.摩擦雙手約10下，溫熱雙手。

2.將雙手手掌覆蓋全臉，安撫。

3.向兩側滑動至耳下。

3.【頭部】

💧 梳頭

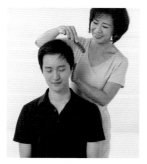

以木頭梳子梳順頭髮。

💧 塗抹精油

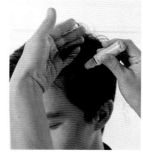

選取適合的滾珠調和油塗抹頭皮。

💧 定點螺旋按壓

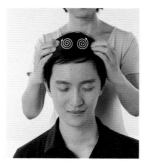

將頭部橫向分3區。以雙手四指指腹由頭部中心往外定點螺旋按壓。

💧 彈跳

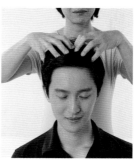

將頭部橫向分3區。以雙手五指指腹由頭部中心往外，輕抓頭皮彈跳。

Z字閃滑

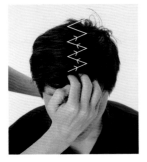

以單手四指指腹由頭頂到枕骨
方向，以大Z字形閃滑頭皮。

指壓

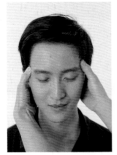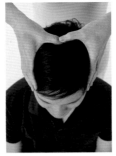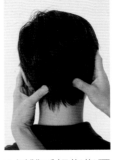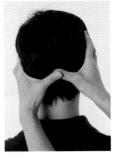

1.以雙手拇指指壓
對方的太陽穴。

2.以雙手拇指指壓
對方的百會穴。

3.以雙手拇指指壓
對方的風池穴。

4.以雙手拇指指壓
對方的風府穴。

安撫

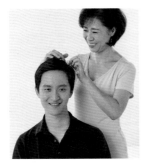

將頭部分3區。張開雙手手指順
頭梳髮，指腹需碰觸頭皮。

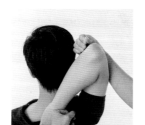

4.【頸部 / 肩部】

🜄 肩頸部伸展

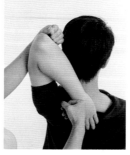

1.將右手肘往後彎曲，手指碰觸肩胛骨，協助將對方的右手肘向後拉提，伸展右側肩部。

2.重複**步驟**1動作，伸展左側肩部。

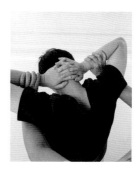

3.將雙手抱頭，協助雙手手肘向後拉，擴胸伸展。

🜄 塗抹精油

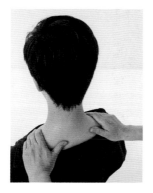

選擇適合的複方調和油塗抹頸部／肩部，抓捏頸肩部位，並且勻油。

🜄 指壓

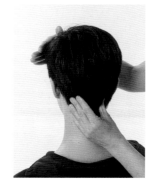

以左手掌固定額頭，右手拇指指壓風府穴、風池穴。

定點螺旋按壓

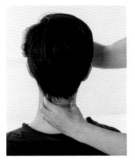

以雙手四指指腹在頸椎兩側，定點螺旋按壓。

撥滑

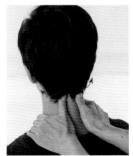

1 以雙手拇指指腹由頸椎兩側往外，撥滑。

2.撥滑至頸部外側。

掌根夾壓

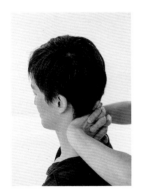

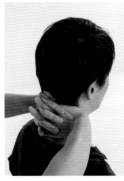

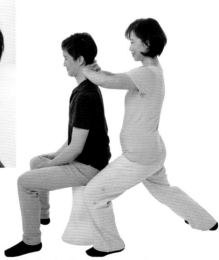

1.將雙手4指互扣，以掌根夾住後頸部。

2.雙手輕輕夾壓。

🌢 抓捏肩部

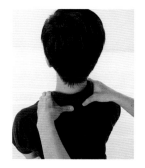

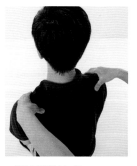

1 使用雙手五指輕輕抓捏頸部。

2. 到肩關節處。

🌢 手肘漫步

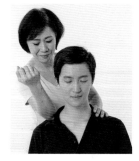

以左手固定左肩,用右手肘在右側肩線肘壓。重複上述動作,在左側肩線肘壓。

🌢 手臂滾動

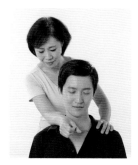

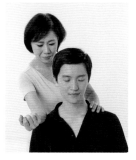

1 以左手固定左肩,用右手臂在右側肩線滾動。

2. 重複上述動作動作,在左側肩線滾動。

🌢 掌拍

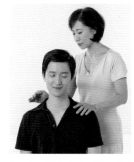

以左手固定左肩,用右手掌在右側肩部掌拍。重複上述動作,在左側肩線掌拍。

精油香氛調配Blend the Synergy

精油香氛調配是一個藝術美學，也是一個科學實證。

- 藝術美學：精油的來源分萃取自不同的部位，花朵類、果實類、草本類、葉片類、木質類、種子類、樹脂類、根部類，這些萃取部位與人類生活中的藝術美學息息相關例如花朵類，同時也是日常生活中，藝術、美學、吟詩作曲、創作畫作的靈感來源。

- 科學實證：每一種精油蘊藏著不同化學成分的芳香分子，現代科學家都可以分析每一種精油的成分，精油香氛調配是精油調配中不可或缺的科學實證參考。

精油香氛調配首先要談的是精油的協同作用，我們希望在精油香氛調配的時候，調配的複方精油讓香味豐富、有層次感；而且香味持久。

1 精油的協同作用

2種以上的精油成分互相作用，對人體健康有相加相乘的效果，即是協同作用，芳療界的說法是 1 ＋ 1 大於 2。

在進行精油香氛調配的時候，精油的協同作用不但可以增加複方精油香味的多元層次，同時在精油身心健康調理上有不錯的效果。

2 依萃取來源調配（植物形態學）

花香類、果實類、草本類、葉片類、木質類、香料類、樹脂類、根部類，本章節將加強這個主題，分享精油香氛調配的成功秘笈。

3 認識植物香氣

(1) 花香類

「花若盛開，蝴蝶自來」，這是千古不變的道理，花香，就是植物吸引昆蟲為其授粉，作為傳宗接代媒介的關鍵。然而花朵的香氣稍縱即逝，因此許多花香調的植物精油，採摘花朵製作的時機格外重要，例如茉莉必須在清晨採摘，萃取出來的精油香氣與成分才會是最佳狀態。

花朵嬌貴不耐高溫，蒸氣蒸餾法，萃取出來的精油含量稀少，因此格外昂貴。有些花朵甚至無法使用蒸餾法，古時候會用脂吸法萃取，將花瓣鋪陳在油脂上靜置，再刮取吸收香氣的油脂蒸餾，得到珍貴的精油。但這種作法曠日廢時，獲得的精油量也非常少。現代的花朵類精油，往往會採用溶劑萃取法，利用溶劑溶解，形成固態凝香體，再與酒精混合之後過濾，而且待酒精蒸發，留下充滿花香分子的原精，再依用途，經植物油、穀物酒精等介質稀釋後使用。

花香類的精油香氣讓人覺得愉悅，是調香必備，但因為精油萃取的困難及含量少，價格昂貴，新手調香時，往往很難取捨，既想讓所有香氣都上身，又擔心調配不合宜，浪費了珍貴的精油。其實只要好好認識每一種花香類精油，並依書中按部就班的調製原則製作，不用擔心做不出屬於自己的獨一無二香氛。

(2) 果香類

果香類的精油是剛開始接觸精油的人最容易上手，原因是果香調多半是以芸香科的果皮，採冷壓方式萃取，因此價格平易近人，且香氣讓人覺得愉悅，是調香時不可或缺的前調。在調香時，只要加入果香精油，就會讓香氣變得甜美宜人。

芸香科的果香調精油佛手柑成分中含有呋喃香豆素，用在身上容易有光敏性，使得皮膚反黑或留下斑點，因此調香時，劑量必須低，且盡量不要在使用後曬太陽或照射紫外光（例如：某些攝影棚會使用紫外燈），此外，使用果香調精油調製香水，建議盡量不要噴灑在容易見光的部位。

(3) 草本類

　　草本類的精油多半屬於唇形科，也是芳香精油的大家族，在人類對芳香植物的應用上歷史悠久。部分禾本科植物，例如：玫瑰草、檸檬香茅，也屬於草本調。由於草本調植物精油含有的化學成分各異，例如含酯類的快樂鼠尾草、含酮的薄荷、含酚類的百里香，會為精油帶來截然不同的香氣，也因為所含的化學成分不同，使得草本類調性有些偏前調，有些屬於中調甚至基礎調，因此在調香的時候，可以更靈活運用，調製出層次豐富的氣味。

(4) 葉片類

　　取自植物（通常是樹木）葉片的精油，不論松科、柏科、桃金孃科或芸香科，其香氣各有千秋。松、柏科含大量單萜烯，讓人有走進森林中享受芬多精的舒暢、清新感受。桃金孃科的葉片有著順暢清涼的香氣，常用於舒緩呼吸道的不適。而芸香科葉片融合些許花香，帶來鎮定、舒緩效果。在調香時，葉片類的精油以中調居多，也具有前調的調性，可作為主體香調，也可以是帶給人第一印象的香氣。

(5) 木質類

　　取自植物木材或木心的精油，以松、柏科為主。松柏科取自葉片的精油（例如：絲柏）與取自木材、木心、木屑的精油分成不同的香調，著重於雪松、檀香、花梨木等帶有中性、沉穩香氣的木質香，這幾種香氣，也是男性香水、古龍水中常見的香調。其香味記憶往往讓人聯想到建築、家具、宗教信仰，對於穩定神經系統、平衡情緒有幫助。

(6) 香料類

　　香料類的精油，有些是從種籽萃取而來（例如：甜茴香），也有來自花苞（丁香）、與樹皮（肉桂），特色就是有辛香氣味，且作為料理、烹飪、烘焙的材料。若從《本草綱目》的介紹，這些香料多半具有食補的作用，或帶來溫暖（生理上促進血流；促進循環）、幫助消化的效果。其香氣與飲食記憶連結，對心靈也有溫暖、撫慰的作用。

(7) 樹脂類

樹脂類的精油，是切割樹皮之後流出的汁液，凝結成樹脂後，以蒸汽蒸餾的方式萃取而得。從其對樹木的療癒、修護，對應到人的皮膚傷口修復、身心療癒，不論表皮可見的傷口、隱藏內心的傷痛，都可以透過樹脂類精油得到療癒與安撫。樹脂類精油中的乳香、沒藥兩種精油。依據聖經記載，耶穌於馬槽誕生時，東方三位賢士送給耶穌的三種禮物就是乳香、沒藥與黃金，可見當時的乳香、沒藥等同於黃金般珍貴。在宗教儀式中經常會用這兩種樹脂焚香，其香氣可帶來沉澱、寧靜、安撫的效果。

(8) 根部類（大地類）

大地香調的精油，是從植物根部萃取而來，例如生薑、岩蘭草。植物根系與大地的深沉連結，往往帶來沉穩的香氣，因此常作為定香劑使用。根系精油，不論岩蘭草的異國情調、生薑的辛辣、溫暖，都會帶給人安定的力量，對於情緒也有鎮定效果。調香時與不同精油搭配，只需少量，就能讓人感受到來自大地、泥土的芬芳。

4 八大植物香氛；最佳拍檔建議

依萃取來源調配（植物形態學）；不同的植物香氣帶來生活中豐富的嗅覺饗宴，依上述 8 種植物香氣的介紹；讀者可以在精油香氛調配，依自己的需求選擇搭配將帶給大家驚豔的身心體驗。

不同植物香氣	最佳拍檔（推薦配方）		預期效果
花香	1	薰衣草＋德國洋甘菊	緩解皮膚的不適。
	2	薰衣草＋奧圖玫瑰	加入護膚保濕霜中，滋養所有皮膚類型。
	3	薰衣草＋依蘭依蘭	舒緩焦躁、舒緩高血壓。
	4	茉莉＋天竺葵	舒緩產後抑鬱症。

不同 植物香氣		最佳拍檔 （推薦配方）	預期 效果
花香	5	橙花＋檀香	舒緩發炎和敏感的皮膚。
	6	依蘭依蘭＋佛手柑	舒緩焦慮、壓力和情緒緊張。
果實	7	佛手柑＋薰衣草	舒緩壓力、神經緊張和焦慮。
	8	檸檬＋大西洋雪松	促進專注和信心。
	9	檸檬＋乳香	可以淨化空間；提供冥想／禪修的氛圍。
	10	檸檬＋甜橙	平衡情緒，協調身心靈。
	11	甜橙＋甜茴香	緩解消化不良。
	12	甜橙＋茉莉	一種甜美、感性的調合，可以滋養第二脈輪（生殖輪）。
草本	13	羅勒＋迷迭香	緩解精神疲勞，舒暢身心。
	14	玫瑰草＋檀香	滋養乾燥的皮膚。
葉片	15	冷杉＋絲柏	舒緩呼吸道不適。
	16	茶樹＋百里香	有很好的淨化作用，可用於舒緩呼吸道感染。
	17	綠花白千層＋檸檬香茅	天然的除蚊效果
木質	18	大西洋雪松＋藍膠尤加利	舒緩咳嗽及呼吸道不適。
	19	大西洋雪松＋薰衣草	舒緩神經緊張、壓力和焦慮。
	20	大西洋雪松＋迷迭香	養護平衡頭皮，特別推薦伴有油性頭皮屑的脂漏性皮膚炎。
	21	檀香＋橙花	緩和情緒，達到身心平靜。

不同 植物香氣		最佳拍檔 （推薦配方）	預期 效果
香料類	22	黑胡椒＋大西洋雪松	給予勇氣和意志力。
	23	黑胡椒＋薑	緩解肌肉疼痛。
	24	甜茴香＋薑	緩解消化不良。
	25	甜茴香＋岩蘭草	給予滋養以及腳踏實地的落實感。
樹脂	26	乳香＋絲柏	舒緩呼吸道感染引起的多痰相關的咳嗽。
	27	乳香＋檸檬	可以淨化空間；提供冥想／禪修的氛圍。
	28	沒藥＋廣藿香	幫助平衡第一脈輪（海底輪）。
根部類 （大地類）	29	薑＋檸檬	緩解精神疲憊。
	30	岩蘭草＋薑	非常滋養和身心平衡的溫暖結合。
	31	岩蘭草＋快樂鼠尾草	緩解經期不適、痛經和更年期的不適。
	32	岩蘭草＋冷壓萊姆	香味聞起來令人振奮，感覺腳踏實地並重新煥發活力。

5 八大植物香氣；代表精油和芳香照護

不同香氣分類的代表精油，用於芳香照護上，於情緒系統和生理系統的應用，如下表：

不同香氣	代表精油
1. 花香	1-1 德國洋甘菊 Chamomile German
	1-2 天竺葵 Geranium
	1-3 茉莉 Jasmine
	1-4 醒目薰衣草 Lavandin
	1-5 真正薰衣草 Lavender（true）
	1-6 穗花薰衣草 Lavender, spike
	1-7 橙花 Neroli（Orange blossom）
	1-8 大馬士革玫瑰 Rose（damask）
	1-9 依蘭 Ylang Ylang
2. 果實	2-1 佛手柑 Bergamot
	2-2 葡萄柚 Grapefruit
	2-3 杜松漿果 Juniper berry
	2-4 檸檬 Lemon
	2-5 紅橘 Mandarin
	2-6 甜橙 Orange（sweet）

芳香照護

情緒	生理
紓解焦慮、憤怒、恐懼情緒	緩解疼痛、腸胃脹氣
平衡身心	平衡肌膚
提升自信心、增加行動力	幫助細胞再生
提振身心靈	激勵循環
滋養心靈	鎮定、舒眠
提升情緒	舒緩呼吸道不適
舒放糾結焦慮的情緒	活化肌膚、重現光澤
全方位身心靈照護	調理女性月經週期
釋放負面情緒	滋養平衡自主神經系統
激勵、振奮、提升動力	幫助消化、開胃
滋養能量，邁向陽光般喜樂	促進淋巴循環，淨化体質
激勵心靈	淨化及激勵作用
淨化清新，激勵心靈	激勵免疫系統
舒緩精疲力竭的心境	淨化淋巴系統
儲備能量；帶來喜樂	改善脹氣、消化問題

不同 香氣	代表精油
3. 草本	3-1 羅勒 Basil
	3-2 快樂鼠尾草 Clary sage
	3-3 檸檬香茅 Lemongrass
	3-4 甜馬鬱蘭 Marjoram（sweet）
	3-5 廣藿香 Patchouli
	3-6 薄荷 Peppermint
	3-7 迷迭香 Rosemary
	3-8 百里香 Thyme
4. 葉片	4-1 絲柏 Cypress
	4-2 藍膠尤加利 Eucalyptus globulus
	4-3 苦橙葉 Petitgrain
	4-4 茶樹 Teac tree
5. 木質	5-1 大西洋雪松 Cedarwood Atlas
	5-2 檀香 Sandalwood
6. 香料類	6-1 甜茴香 Fennel Sweet
	6-2 黑胡椒 Pepper（black）
7. 樹脂	7-1 乳香 Frankincense
	7-2 沒藥 Myrrh
8. 根部類 （大地類）	8-1 薑 Ginger
	8-2 岩蘭草 Vetivert

芳香照護	
情緒	生理
平撫焦躁、提振精神	幫助消化、健胃
放鬆、鎮定、保持好心情	調整荷爾蒙、改善更年期不適
充滿元氣，增加行動力	激勵循環、增加肌力
拋開焦慮，撫慰身心	平靜心神、舒眠
舒放焦慮、提振心情	給予特定部位滋養調理
提神醒腦	幫助消化、清新口氣
清新腦力；增強記憶力和創造力	改善呼吸道問題
激勵身心靈	加強和調理循環系統
疏通抑鬱、收斂渙散的身心	舒緩多汗狀況、淨化體味
置身芬多精，享受森呼吸	對紓緩流行性感冒症狀有很好效果
舒緩僵化的心靈	平靜心神、舒眠
提振身心靈	激勵免疫系統
提振精神，給予勇氣	祛痰、促進循環
淨化能量	全方位肌膚防護
超越挫折，擁抱新思維	消除腸胃脹氣
激勵心情	促進腸胃蠕動；有助消化
淨化空間氣場，淨化滋養身心靈	增進細胞活化
滋補精氣神、療癒身心靈	修護肌膚
溫暖身心，重振精氣神	改善循環
穩定心神	改善失眠

6 八大植物香氣；代表精油和芳香照護

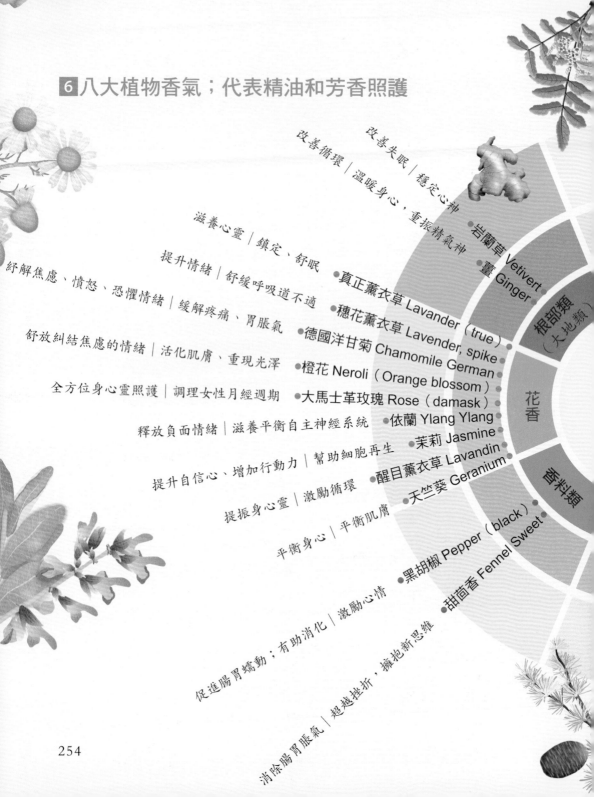

改善失眠｜穩定心神

改善循環｜溫暖身心，重振精氣神

岩蘭草 Vetivert

薑 Ginger

根部類（大地類）

滋養心靈｜鎮定、舒眠

提升情緒｜舒緩呼吸道不適 真正薰衣草 Lavander（true）

紓解焦慮、憤怒、恐懼情緒｜緩解疼痛、胃脹氣 穗花薰衣草 Lavender, spike

德國洋甘菊 Chamomile German

舒放糾結焦慮的情緒｜活化肌膚、重現光澤 橙花 Neroli（Orange blossom）

全方位身心靈照護｜調理女性月經週期 大馬士革玫瑰 Rose（damask）

釋放負面情緒｜滋養平衡自主神經系統 依蘭 Ylang Ylang

花香

茉莉 Jasmine

提升自信心、增加行動力｜幫助細胞再生 醒目薰衣草 Lavandin

提振身心靈｜激勵循環 天竺葵 Geranium

香料類

平衡身心｜平衡肌膚

激勵心情 黑胡椒 Pepper（black）

甜茴香 Fennel Sweet

促進腸胃蠕動；有助消化

消除腸胃脹氣｜超越挫折，擁抱新思維

植物香氣

樹脂

- 乳香 Frankincense ● 淨化空間氣場，淨化滋養身心靈 | 增進細胞活化
- 沒藥 Myrrh ● 滋補精氣神、療癒身心靈 | 修護肌膚

果實

- 杜松漿果 Juniper berry ● 激勵心靈 | 淨化及激勵作用
- 紅橘 Mandarin ● 舒緩精疲力竭的心境 | 淨化淋巴系統
- 佛手柑 Bergamot ● 激勵、振奮、提升動力 | 幫助消化、開胃
- 葡萄柚 Grapefruit ● 清新舒爽，滋養能量，邁向陽光般喜樂 | 促進淋巴循環、淨化體質
- 甜橙 Orange（sweet）● 儲備能量；帶來喜樂 | 改善脹氣、消化問題
- 檸檬 Lemon ● 淨化清新，激勵心靈 | 激勵免疫系統

葉片

- 茶樹 Teac tree ● 提振身心靈 | 激勵免疫系統
- 絲柏 Cypress ● 疏通抑鬱、收斂渙散的身心 | 舒緩多汗狀況、淨化體口
- 藍膠尤加利 Eucalyptus globulus ● 置身芬多精，享受森呼吸 | 對紓緩流行性感冒症狀有很好效果
- 苦橙葉 Petitgrain ● 舒緩僵化的心靈 | 平靜心神、舒眠

草本

- 快樂鼠尾草 Clary sage ● 放鬆、鎮定、保持好心情 |
- 檸檬香茅 Lemongrass ● 調整荷爾蒙、改善更年期不適 |
- 甜馬鬱蘭 Marjoram（sweet）● 充滿元氣，增加行動力 | 激勵循環、增加肌力
- 迷迭香 Rosemary ● 清新腦力 | 拋開焦慮，撫慰身心 | 平靜心神、舒眠
- 廣藿香 Patchouli ● 舒放焦慮；增強記憶力和創造力 | 給予特定部位滋養調理
- 薄荷 Peppermint ● 提神醒腦、提振心情 | 改善呼吸道問題
- 百里香 Thyme ● 激勵身心靈 | 幫助消化、清新口氣
- 羅勒 Basil ● 平撫焦慮、提振精神 | 加強和調理循環系統

木質

- 大西洋雪松 Cedarwood Atlas ● 提振精神、賦予勇氣 | 祛痰、促進循環
- 檀香 Sandalwood ● 淨化能量 | 全方位肌膚防護
- 幫助消化、健胃

7 香氛調配的 16 種使用方法

精油最佳拍檔；日常的精油使用方法以及芳香調理，和相關介質以及成品名稱列表如下：

精油使用方法	芳香調理
1. 掌心嗅吸	將精油調和為複方精油，每次滴 2 滴在手心搓熱嗅吸
2. 噴霧擴香	將配方材料混合均勻，取 6 ～ 10 滴直接滴入超音波水氧機（或負離子擴香器）使用。
3. 臉部保養	將配方材料調勻，取適量倒在手心，利用手掌摩擦溫熱，塗抹臉部進行按摩，建議每晚睡前使用。 將精油與植物油（甜杏仁油 / 荷荷葩油 / 榛果油，最為推薦）調勻，取適量倒在手心，利用手掌摩擦溫熱，塗抹臉部進行按摩，建議每晚睡前使用。
4. 頭皮按摩	配方材料調勻後，取適量分區按摩頭皮停留 5 ～ 10 分鐘，再進行洗髮即可。 ※ 頭皮按摩：建議濃度 3%～ 5%，每 10ml 基礎油，倒入 6 ～ 10 滴。
5. 乾洗手	● 取三仙膠 1/4 茶匙，加入酒精 10ml 後攪拌均勻。 ● 加入玫瑰純露或過濾水 60ml 攪拌均勻。 ● 加入蘆薈膠 30ml（2 大匙），加入精油。 ● 用滴管吸取裝填至塑膠條罐，再取瓶蓋栓緊，貼上成品標籤即成。
6. 護手霜	任選其中 3 種精油各 1 滴，將精油與 20 克的無香精乳液調勻，取適量塗抹肌膚。
7. 足部保養	將精油與無香精乳液調勻，取適量局部塗抹。
8. 局部塗抹	任選其中 3 種精油各 4 滴，將精油與 20 克的無香精乳液調勻，取適量塗抹肌膚。 任選其中 3 種精油各 4 滴，將精油與 20ml 的植物油（椰子油 / 荷荷葩油 / 榛果油，最為推薦）調勻，取適量塗抹肌膚。

介質	成品 名稱
——	複方精油
——	複方精油
乳霜	臉部保養乳液
植物油	臉部保養調和油
植物油	頭皮按摩油
三仙膠、酒精、水、 玫瑰純露、蘆薈膠	乾洗手凝膠
乳液	護手乳液
無香精乳液	調和乳液
乳液	調和乳液
植物油	調和油

精油使用方法	芳香 調理
9. 局部按摩	任選 3 種精油各 4 滴混合均勻，共計 12 滴精油加入 20ml 植物油，調成複方調和油局部按摩。
10. 香膏塗抹	● 用秤量取植物油（荷荷葩油／榛果油／橄欖油／小麥胚芽油，任一種皆可）、蜜蠟、乳油木果脂及可可脂，放進燒杯中。 ● 以隔水加熱至溶解。 ● 降溫至攝氏 45 ～ 60 度（以溫度計測量）。 ● 滴入精油拌勻。 ● 填充至空盒，待凝固後，取瓶蓋栓緊。
11. 泡澡	將 6 ～ 15 滴精油先溶解於 2 大匙沐浴鹽或小蘇打粉，再加入溫水中泡澡。
12. 足浴	將 3 ～ 6 滴精油與 2 大匙小蘇打粉（碳酸氫納）調勻，溶入溫水中，足部（同樣方法做手部）浸泡約 5 至 10 分鐘。
13. 滾珠塗抹	將精油調勻，取 6-24 滴加入 8±2ml 甜杏仁油，調成複方調和油，倒入滾珠瓶，局部塗抹使用。
14. 熱敷	溫熱水盆中放入棉布浸泡，滴入精油配方，取出棉布輕輕壓乾水份做局部貼敷。
15. 芳香除臭球	將 2 ～ 6 滴精油與 2 大匙小蘇打粉（碳酸氫納）調勻，入模後等待乾燥，即可隨時取用，例如：流理臺、馬桶衛浴設備，芳香除臭球加水輕輕刷洗即可。
16. 蘆薈噴霧	將 2 ～ 6 滴精油加入 10ml 的琴酒（穀物酒精），加 10ml 的過濾水再加 10g 蘆薈膠，調成蘆薈噴霧，倒入 30ml 噴瓶，局部噴霧使用。

介質	成品 名稱
植物油	身體按摩油
植物油、蜜蠟、 乳油木果脂、可可脂	護唇膏、甲緣膏、 體香膏、除蚊膏
小蘇打粉或是海鹽	泡澡香氛
小蘇打粉	泡腳香氛
植物油	滾珠調合油
水、棉布	熱敷墊
小蘇打粉	芳香除臭球
蘆薈膠、琴酒（穀物酒精）、過濾水	蘆薈噴霧

8 香氛調配的 16 種使用方法

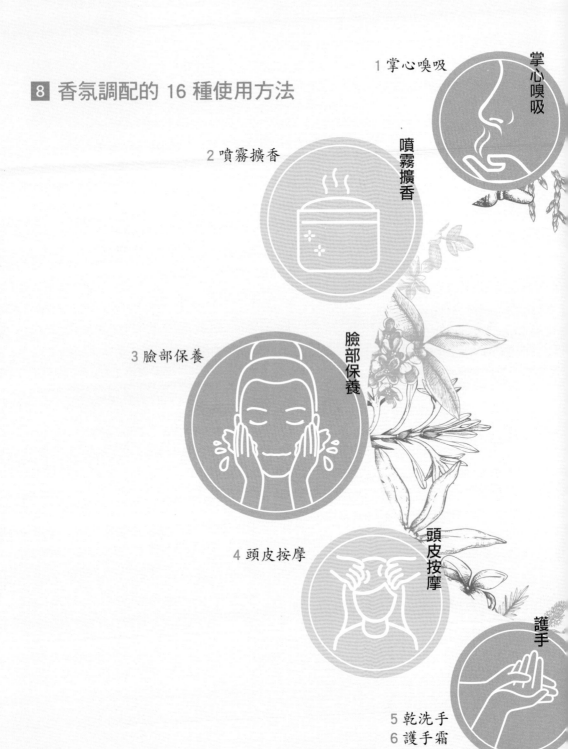

1 掌心嗅吸

掌心嗅吸

2 噴霧擴香

噴霧擴香

3 臉部保養

臉部保養

4 頭皮按摩

頭皮按摩

護手

5 乾洗手
6 護手霜

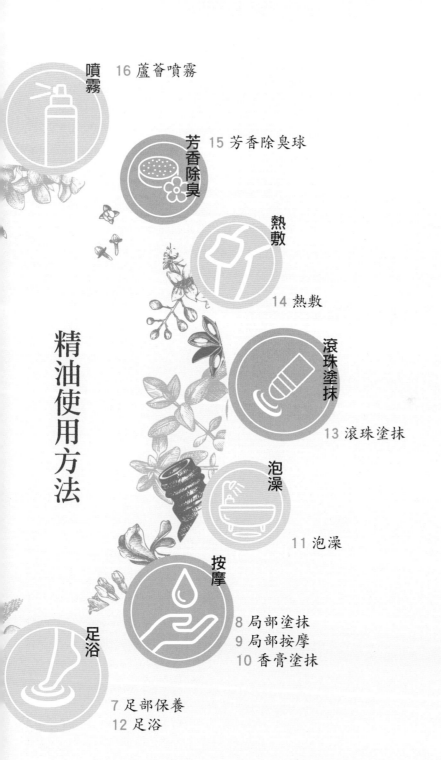

噴霧　16 蘆薈噴霧

芳香除臭　15 芳香除臭球

熱敷

精油使用方法

14 熱敷

滾珠塗抹

13 滾珠塗抹

泡澡

11 泡澡

按摩

8 局部塗抹
9 局部按摩
10 香膏塗抹

足浴

7 足部保養
12 足浴

防疫的精油應用&居家防護精油配方DIY

在防疫、保護自己的選項中，不妨試試「Thieves 精油配方」做為健康保健的另一個方法；日常生活的多一層健康防護。

1 說到「Thieves 精油配方」，來說個盜賊的故事

中古世紀，傳染性極高的黑死病席捲歐洲。日常接觸、空氣，甚至受感染的老鼠及跳蚤快速散播，密切按觸的醫護人員都深受其害。那場瘟疫估計多達 2 千萬人死亡。

當時出現了趁火打劫的盜賊，而其中有盜賊落網之後，意外發現即使他們直接接觸患者屍體都沒有受感染。經審判之後，得知他們的免疫秘方原來是隨身攜帶的自製草藥包！

盜賊草藥包成功抵抗致命病的故事真實性雖難以追溯，但當時的抗疫配方流傳下來，再經過時間的演化，就成了今時今日的「Thieves 精油配方」—丁香、迷迭香、肉桂、檸檬、尤加利精油。

「Thieves 精油」配方分享：

桉油醇迷迭香	2ml	澳洲尤加利	2ml
肉桂	2ml	檸檬	2ml
丁香	2ml		

把上述精油調和成複方精油，裝在一個深色玻璃瓶內。

1. 可滴在擴香機做室內擴香

2. 可與 75% 精油調和成 3% 濃度的噴霧，做為空間淨化的噴霧。

※「Thieves 精油」配方參考資料來源：Penny Price Academy of Aromatherapy

2 推薦生活防疫保健精油

在防疫、保護自己和家人的選項中，可以調配成複方純精油；用來做室內擴香或是加入酒精調配出安全比例的噴霧，作為空間淨化或手部噴霧，隨時隨地都可使用。

除了上述 Thieves 精油配方，在防疫期間，植物精油含有下列的化學成份，都是不錯的消毒衛生健康照護首選精油：

化學學成分中含有醇類、酚類、醛類、氧化物類、單萜烯類的生活防疫保健精油，詳列如下：

- 醇類（Alcohols）在芳療實作上非常有用。例如：醒目薰衣草、橙花、薄荷、茶樹、百里香

- 酚類（Phenols）常見酚類例如：牛至、丁香、百里香

- 醛類（Aldehyde）常見醛類例如：檸檬尤加利、檸檬香茅、肉桂、山雞椒（馬告）

- 氧化物類（Oxidie）常見氧化物類例如：澳洲尤加利、藍膠尤加利、史密斯尤加利、迷迭香、薄荷、百里香

- 單萜烯（Monoterpenes）是強效抗菌劑，也是普遍存在於芸香科精油中。例如：葡萄柚、甜橙、檸檬、紅橘、苦橙以及其他科屬的植物精油例如：乳香、杜松漿果、絲柏、黑胡椒等。

上述精油皆可以視情況需要選擇，溫馨推薦其中 2 ～ 3 種精油使用。生活防疫衛生，健康保健最普遍又最為容易取得的常用精油如下列：迷迭香；山雞椒；百里香；牛至；檸檬；澳洲尤加利；丁香 ；肉桂 ⋯⋯等等。

3 防疫最佳拍檔；推薦手作精油小物

3-1 精油香皂（10 克）

將精油加入肥皂中洗手是一個非常明智的想法，因為研究證實：使用一塊固態肥皂比液體肥皂更有效地去除微生物。

● 每 100 克融化的肥皂塊中可以添加：

● **精油**

茶樹精油	5 滴	澳洲尤加利精油	5 滴
山雞椒精油	5 滴	甜杏仁油	20ml

3-2 精油乾洗手凝膠（100 克）

● **配方**

水	10 毫升
玫瑰純露	60 毫升
蘆薈凝膠（aloe vera）	30 克
三仙膠	2.5 克（½ 茶匙）

● **精油**

丁香精油	5 滴
山雞椒精油	5 滴
茶樹精油	5 滴
牛至精油	2 滴

3-3 精油護手乳和身體乳液（100 克）

淋浴或洗手後使用手部或身體乳液證實可以提高對促進健康身體的保護。例如 Covid 19 病毒特別不喜歡停留在有滋潤性乳液保護的肌膚表面，因此可以在洗手後加強使用護手乳或洗澡後塗抹身體乳液。

● **配方**

優質基礎保濕霜	90ml
甜杏仁植物油	9ml

● **精油**

檸檬精油	10 滴
澳洲尤加利精油	10 滴
迷迭香精油	5 滴
牛至精油	5 滴

3-4 精油室內擴香（複方精油 10ml）

精油室內擴香；提供芳香氛圍也可以淨化空間，預防空氣中細菌或是感冒病毒的傳播與感染。

◐ 盜賊複方精油，每次擴香取用 6 ～ 10 滴即可。

● 精油

迷迭香精油	2ml	丁香精油	2ml
肉桂精油	2ml	澳洲尤加利精油	2ml
		檸檬精油	2ml

3-5 精油滾珠（8±2ml）

精油滾珠是日常生活的好幫手 ，使用方便，攜帶方便。用於緩解壓力、平衡焦慮、保護呼吸道等，塗抹於手掌中心搓熱嗅吸使用即可。

● 配方

椰子油 8ml

● 精油

迷迭香精油	6 滴
茶樹精油	6 滴
檸檬精油	4 滴
佛手柑精油	8 滴

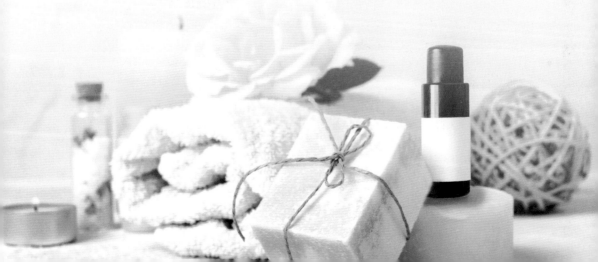

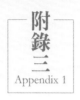

對芳香療法國際證照應有的認知與需求

1 什麼是芳香療法？

利用芳香植物所萃取出的天然精油，透過薰香、嗅吸、蒸氣、芳香浴、按摩等各種方式，來改善生理、心理、精神上的狀態，進而撫慰身、心、靈以達到平衡狀態，這種全方位的療癒方法，即稱為「芳香療法」（Aromatherapy）。

芳香療法（Aromatherapy）是適合現代人的一種情緒紓壓管理以及熱門的居家保健方法，雖不是主流醫學，但在歐洲許多國家的醫療體系中（整合醫學／輔助療法）均占有一席之地，受重視的程度與日俱增，在國外發展十分成熟並極為盛行。

2 芳療師的工作內容為何？

- 提供芳療相關產品的專業知識與諮詢（如：正確使用方式及使用禁忌等）
- 提供需要的個案予以芳香精油按摩（在按摩過程中如發現身體有任何有不同以往的情況，提醒個案至醫院做進一步檢查）
- 以同理心傾聽個案情緒困擾，幫助舒緩情緒壓力（但不給予處理事情的建議）
- 可至學校擔任芳療講師；或各機構分享單元專題講座。

3 芳療師應具備哪些特質？

- 擁有愛心、耐心及信心，願意與人分享及傾聽，並深信芳香療法的實證學。
- 擁有芳療的專業知識、技術，並通過證照考核，不斷精進、更上層樓。
- 擁有極高的服務熱忱，樂意幫助自己及他人追求身心靈的均衡、健康。
- 精神層面需求增加，造就感性消費時代來臨：職場新配方→專業＋感性＝親密經濟→未來的人才特質 --- 高感度、高體會

4 為何學習或從事芳療工作需要取得國際證照？

- 美容科系師生若考取國際證照，技優推甄可加分及在校學分抵扣憑證。

- 美容科講師：取得國際專業證書，提昇學校績效，升職、升等考核等資格考核必備文件。

- 芳療也是屬於一種「知識密集型」的服務業，要提升競爭力就必須展現高品質的服務→取得國際證照，代表服務品質與專業的肯定，提高競爭力、擴充市場、增加收入！

- 職場新趨勢→因應全球化、專業化的證照時代來臨，證照如黃金！

  →一技在身，受用一生；一次考照，終身回報！

  擁有第二份專長 + 保障更高收入！

- 取得 ITEC 高階國際芳療師證書，對個人升學、深造、移民或就業等助益頗大。

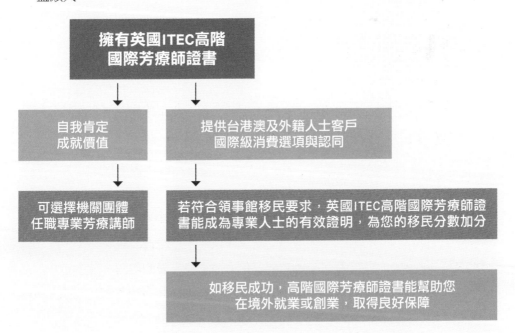

擁有英國ITEC高階
國際芳療師證書

自我肯定
成就價值

提供台港澳及外籍人士客戶
國際級消費選項與認同

可選擇機關團體
任職專業芳療講師

若符合領事館移民要求，英國ITEC高階國際芳療師證
書能成為專業人士的有效證明，為您的移民分數加分

如移民成功，高階國際芳療師證書能幫助您
在境外就業或創業，取得良好保障

5 為何應積極推動芳香療法的國際證照？

芳香療法已然成為追求身心靈健康的另一選擇，深受國內消費者喜愛，也促使相關產業紛紛投入，業界對於相關產業人才的需求愈趨迫切，惟在官方尚未建立完整管理制度前，若能藉由國際認證導入專業技術養成，學習進階，提升師資培訓的教學素養、構建在地講師專業化、國際化、認證化體系，俾能使芳療產業立足台灣，放眼世界，國際證照加持實不可少！

尤其，各大專校院相關科系師生（包含護理系、復健系、食品營養系、化妝品等科系）急需對於芳療居家保健的功效以及國際證照的重要性，建立正確認知，體認實務的需求與價值；更期望臺灣的產、官、學界能因此對芳香療法產業的未來發展形成明確共識，積極結合人才優化策略，推動國際職業能力鑑定，促使相關領域的莘莘學子都能透過國際證照的學習和認證，成為「芳香種子」與國際人才接軌，將芳香療法發揚光大，讓普羅大眾更均能享受芳療益處，以期達成「人盡其才、悉用其力、富國強身」的理想。

6 為何在台灣推廣英國 ITEC 高階國際芳療師認證？

我們說的提升"資力"有兩種，一是能力的資格，真正接受過這樣的培訓，對自我是一種肯定，提升自信；二是紙本上的資格，有了證照就獲得專業領域公證肯定，能獲得更好的職場升遷機會。

ITEC 對學員的學習學程和時數都有嚴格的要求，除了芳香療法課程，還有解剖與生理學／病理學、市場行銷學與顧客服務等課程。其中包括：講師授課、學員體驗式學習、指定作業、專題報告、學習 2 種按摩手技、互動式 Q & A 練習、個案研習等，整體學程規劃非常完整。

卡爾儷推廣 ITEC 認證迄今進入第七年，很高興也很珍惜和授課學員們的相聚，如今他們在芳療領域各自精彩，有學員移民到國外，在國外開辦了個人芳療工作室；一些學員憑所學的手技增加額外收入，成為行動芳療師；有些則繼續原

本的芳療師工作，不僅更有自信，也獲得上司及顧客的肯定；有些學員當上芳療講師，在世界各地，偏及中國、馬來西亞、新加坡 ... 等地。

人生最大的幸福莫過於可以帶著興趣走入專業，並分享自己的經驗。

芳療講師這行業就能讓您實現興趣與專業的結合，帶著興趣進入芳療領域即可獲得另一份收入。

7 在臺灣如何取得英國 ITEC 高階國際芳療師證書？

卡爾儷公司不僅累積豐富辦學經驗，更擁有卓越的教學成果，因此榮獲多家國際權威考試機構授權，能在臺灣以中文授課、考試，並提供下國際認證文憑：

1. 英國 ITEC 國際芳療師 / 國際彩妝師之高階文憑 http://www.itecworld.co.uk/
2. 美國 NAHA 國際芳療師高階會員證書 https://www.naha.org/
3. 英國 IFPA 國際芳療師之高階會員證書 http://www.ifparoma.org/
4. 英國 The Guild 英國美容工會專業會員證書 http://www.beautyguild.com/

◎本文係節錄自呂秀齡老師《大專院校生對芳香療法國際證照的認知與需求》- 中華科技大學生物科技系健康科技碩士班學位論文（105 年 6 月）

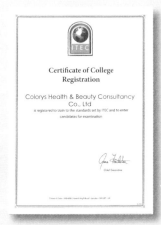

卡爾儷獲ITEC授權
註冊碼Z12248

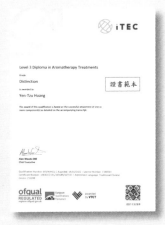

ITEC高階國際
芳療師證書（研習成績證書）

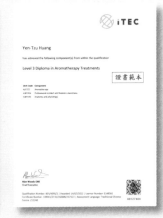

ITEC高階國際
芳療師證書（研習科目證書）

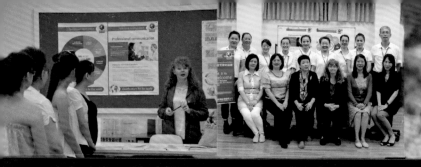
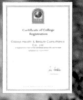

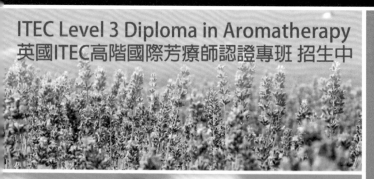

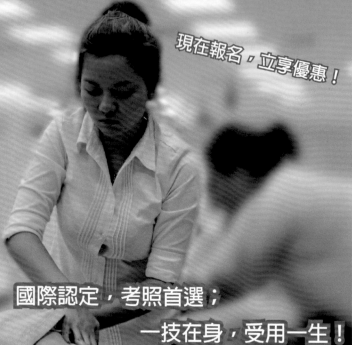
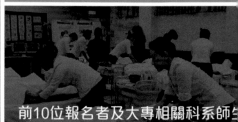
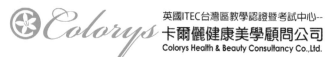

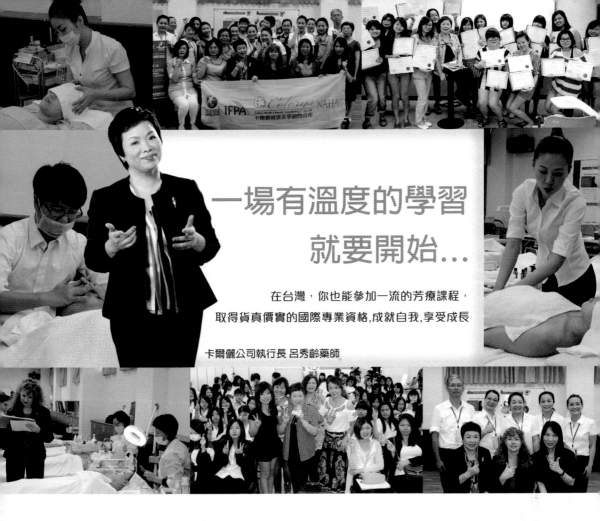

一場有溫度的學習
就要開始...

在台灣，你也能參加一流的芳療課程，
取得貨真價實的國際專業資格,成就自我,享受成長

卡爾儷公司執行長 呂秀齡藥師

做對的事，當然要找對的人
有心學習，更要掌握要領！呂老師和專業熱情的卡爾儷師資團隊，幫助您搶得先機，贏在未來！

擁有國際證照，是趨勢、更是優勢！
取得國際專業證書就能與國際接軌！課程大綱皆經國際核可，國外考官來台考核；毋須擔心學習沒方向，不必害怕英文不好。

溫馨推薦，只要有心，都很歡迎！
適合芳療、美容SPA、按摩指壓專業人士或想擔任講師者；相關科系在校師生或有心投入芳療、想學一技之長者，都歡迎來找呂老師。

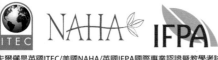

Colorys 卡爾儷健康美學顧問股份有限公司
Colorys Health & Beauty Consultancy Co., Ltd.

卡爾儷是英國ITEC/美國NAHA/英國IFPA國際專業認證暨教學考試中心

卡爾儷是通過多家國際權威考試機構審核、認可的認證暨教學考試中心
擁有豐富教學經驗，能在臺灣以中文授課、考試並提供國際認證文憑。

(02) 2301-0966 / www.colorys.com.tw / 台北市和平西路一段150號3樓之3

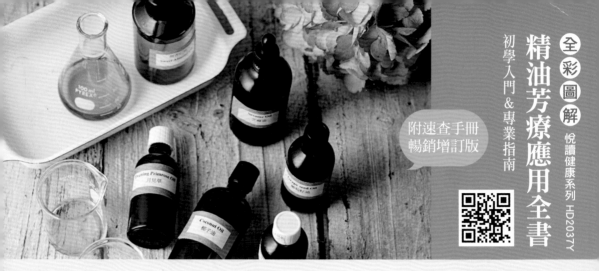

全彩圖解　悅讀健康系列 HD2037Y

精油芳療應用全書

初學入門＆專業指南

附速查手冊
暢銷增訂版

作　　　者／呂秀齡
選 書 人／陳玉春
主　　　編／陳玉春
行銷經理／王維君
業務經理／羅越華
總 編 輯／林小鈴
發 行 人／何飛鵬
出　　　版／新手父母出版
　　　　　　台北市民生東路二段141號8樓
　　　　　　電話：（02）2500-7008　傳真：（02）2502-7676
　　　　　　E-mail：bwp.service@cite.com.tw
發　　　行／英屬蓋曼群島商家庭傳媒股份有限公司城邦分公司
　　　　　　台北市中山區民生東路二段141號2樓
　　　　　　書虫客服服務專線：02-25007718；25007719
24小時傳真專線：02-25001990；25001991
服務時間：週一至週五9:30～12:00；13:30～17:00
讀者服務信箱E-mail：service@readingclub.com.tw
劃撥帳號／19863813；戶名：書虫股份有限公司
香港發行／香港灣仔駱克道193號東超商業中心1樓
電話：852-25086231 傳真：852-25789337
電郵：hkcite@biznetvigator.com
馬新發行／城邦（馬新）出版集團Cite (M) Sdn Bhd 41, Jalan Radin Anum, Bandar Baru
Sri Petaling, 57000 Kuala Lumpur, Malaysia.
電話：(603)90563833　傳真：(603)90576622　電郵：services@cite.my

美術設計／秋語設計工作室
攝　　　影／子宇影像工作室‧徐榕志
模特兒示範／劉可倫、黃建豪
手技按摩示範老師／Erin唐
髮型彩妝造型師／楊容
製版印刷／科億資訊科技有限公司
初版一刷／2017年5月2日
二版一刷／2019年3月7日
三版一刷／2023年1月5日
定　　　價／650元
ISBN：978-626-96828-2-9（平裝）
ISBN：978-626-96828-4-3（EPUB）

國家圖書館出版品預行編目資料

　全彩圖解精油芳療應用全書【初學入門＆專業指南】〔附速查手冊暢銷增訂版〕/呂秀齡著. -- 三版. -- 臺北市：原水文化出版：英屬蓋曼群島商家庭傳媒股份有限公司城邦分公司發行, 2023.01　面；　公分. --（舒活家系列；HD2037Y）

ISBN 978-626-96828-2-9（平裝）

1.CST: 芳香療法 2.CST: 香精油

418.995　　　　　　　　　　111019632